中國文化二十四品

中国文化二十四品

悬壶济世

医学与养生

孙中堂 邓婷 著

江苏人民出版社

图书在版编目（CIP）数据

悬壶济世：医学与养生 / 孙中堂，邓婷著. -- 修订本. -- 南京：江苏人民出版社，2018.1
ISBN 978-7-214-21560-4

Ⅰ. ①悬… Ⅱ. ①孙… ②邓… Ⅲ. ①中国医药学－医学史－中国－古代 Ⅳ. ①R-092

中国版本图书馆CIP数据核字(2017)第290624号

书　　　名	悬壶济世——医学与养生
著　　　者	孙中堂　邓　婷
责 任 编 辑	陆　扬　孙　立
责 任 校 对	史雪莲
装 帧 设 计	刘葶葶　张大鲁
出 版 发 行	江苏人民出版社
出版社地址	南京市湖南路1号A楼,邮编:210009
出版社网址	http://www.jspph.com
照　　　排	南京凯建图文制作有限公司
印　　　刷	江苏凤凰新华印务有限公司
开　　　本	652毫米×960毫米　1/16
印　　　张	12　插页6
字　　　数	133千字
版　　　次	2018年1月第1版　2018年1月第1次印刷
标 准 书 号	ISBN 978-7-214-21560-4
定　　　价	52.00元（精装）

（江苏人民出版社图书凡印装错误可向承印厂调换）

编委会名单

顾 问

饶宗颐

叶嘉莹

主 编

陈　洪（南开大学教授）

徐兴无（南京大学教授）

编 委

王子今（中国人民大学教授）　　司冰琳（首都师范大学副教授）

白长虹（南开大学教授）　　　　孙中堂（天津中医药大学教授）

闫广芬（天津大学教授）　　　　张伯伟（南京大学教授）

张峰屹（南开大学教授）　　　　李建珊（南开大学教授）

李翔海（北京大学教授）　　　　杨英杰（辽宁师范大学教授）

陈引驰（复旦大学教授）　　　　陈　致（香港浸会大学教授）

陈　洪（南开大学教授）　　　　周德丰（南开大学教授）

杭　间（中国美术学院教授）　　侯　杰（南开大学教授）

俞士玲（南京大学教授）　　　　赵　益（南京大学教授）

徐兴无（南京大学教授）　　　　莫砺锋（南京大学教授）

陶慕宁（南开大学教授）　　　　高永久（南开大学教授）

黄德宽（安徽大学教授）　　　　程章灿（南京大学教授）

解玉峰（南京大学教授）

总　序

陈　洪　徐兴无

　　我们生活在文化之中,"文化"两个字是挂在嘴边上的词语,可是真要让我们说清楚文化是什么,可能就会含糊其词、吞吞吐吐了。这不怪我们,据说学术界也有 160 多种关于文化的定义。定义多,不意味着人们的思想混乱,而是文化的内涵太丰富,一言难尽。1871 年,英国文化人类学家爱德华·泰勒的《原始文化》中给出了一个定义:"文化,或文明,就其广泛的民族学意义上来说,是包含全部的知识、信仰、艺术、道德、法律、风俗,以及作为社会成员的人所掌握和接受的任何其他的才能和习惯的复合体。"[①]其实,所谓"文化",是相对于所谓"自然"而言的,在中国古代的观念里,自然属于"天",文化属于"人",只要是人类的活动及其成果,都可以归结为文化。孔子说:"饮食男女,人之大欲存焉。"[②]在这种自然欲望的驱动下,人类的活动与创造不外乎两类:生产与生殖;目标只有两个:生存与发展。但是人的生殖与生产不再是自然意义上的物种延续与食物摄取,人类生产出物质财富与精神财富,不再靠天吃饭,人不仅传递、交换基因和大自然赋予的本能,还传承、交流文化知识、智慧、情感与信仰,于是人种的繁殖与延续也成了文化的延续。

　　所以,文化根源于人类的创造能力,文化使人类摆脱了

[①] [英]爱德华·泰勒:《原始文化》,连树声译,谢继胜、尹虎彬、姜德顺校,广西师范大学出版社,2005 年,第 1 页。

[②] 《礼记·礼运》。

自然,创造出一个属于自己的世界,让自己如鱼得水一样地生活于其中,每一个生长在人群中的人都是有文化的人,并且凭借我们的文化与自然界进行交换,利用自然、改变自然。

由于文化存在于永不停息的人类活动之中,所以人类的文化是丰富多彩、不断变化的。不同的文化有不同的方向、不同的特质、不同的形式。因为有这些差异,有的文化衰落了甚至消失了,有的文化自我更新了,人们甚至认为:"文化"这个术语与其说是名词,不如说是动词。① 本世纪初联合国发布的《世界文化报告》中说,随着全球化的进程和信息技术的革命,"文化再也不是以前人们所认为的是个静止不变的、封闭的、固定的集装箱。文化实际上变成了通过媒体和国际因特网在全球进行交流的跨越分界的创造。我们现在必须把文化看作一个过程,而不是一个已经完成的产品"②。

知道文化是什么之后,还要了解一下文化观,也就是人们对文化的认识与态度。文化观首先要回答下面的问题:我们的文化是从哪里来的?不同的民族、宗教、文化共同体中的人们的看法异彩纷呈,但自古以来,人类有一个共同的信仰,那就是:文化不是我们这些平凡的人创造的。

有的认为是神赐予的,比如古希腊神话中,神的后裔普罗米修斯不仅造了人,而且教会人类认识天文地理、制造舟车、掌握文字,还给人类盗来了文明的火种。代表希伯来文化的《旧约》中,上帝用了一个星期创造世界,在第六天按照自己的样子创造了人类,并教会人们获得食物的方法,赋予人类管理世界的文化使命。

---

① 参见[荷兰]C. A. 冯·皮尔森:《文化战略》,刘利圭等译,中国社会科学出版社,1992年,第2页。
② 联合国教科文组织编:《世界文化报告——文化的多样性、冲突与多元共存》,关世杰等译,北京大学出版社,2002年,第9页。

有的认为是圣人创造的,这方面,中国古代文化堪称代表:火是燧人氏发现的,八卦是伏羲画的,舟车是黄帝造的,文字是仓颉造的……不过圣人创造文化不是凭空想出来的,而是受到天地万物和自我身体的启示,中国古老的《易经》里说古代圣人造物的方法是:"仰则观象于天,俯则观法于地,观鸟兽之文与地之宜,近取诸身,远取诸物。"《易经》最早给出了中国的"文化"和"文明"的定义:"刚柔交错,天文也。文明以止,人文也。观乎天文,以察时变;观乎人文,以化成天下。"文指文采、纹理,引申为文饰与秩序。因为有刚、柔两种力量的交会作用,宇宙摆脱了混沌无序,于是有了天文。天文焕发出的光明被人类效法取用,于是摆脱了野蛮,有了人文。圣人通过观察天文,预知自然的变化;通过观察人文,教化人类社会。《易经》还告诉我们:"一阴一阳之谓道,继之者善也,成之者性也。仁者见之谓之仁,知者见之谓之知。"宇宙自然中存在、运行着"道",其中包含着阴阳两种动力,它们就像男人和女人生育子女一样不断化生着万事万物,赋予事物种种本性,只有圣人、君子们才能受到"道"的启发,从中见仁见智,这种觉悟和意识相当于我们现代文化学理论中所谓的"文化自觉"。

为什么圣人能够这样呢?因为我们这些平凡的百姓不具备"文化自觉"的意识,身在道中却不知道。所以《易经》感慨道:"百姓日用而不知,故君子之道鲜矣。"什么是"君子之道鲜"?"鲜"就是少,指的是文化不昌明,因此必须等待圣人来启蒙教化百姓。中国文化中的文化使命是由圣贤来承担的,所以孟子说,上天生育人民,让其中的"先知觉后知""先觉觉后觉"[①]。

---

① 《孟子·万章》。

无论文化是神灵赐予的还是圣人创造的,都是崇高神圣的,因此每个文化共同体的人们都会认同、赞美自己的文化,以自己的文化价值观看待自然、社会和自我,调节个人心灵与环境的关系,养成和谐的行为方式。

中国现在正处在一个喜欢谈论文化的时代。平民百姓关注茶文化、酒文化、美食文化、养生文化,说明我们希望为平凡的日常生活寻找一些价值与意义。社会、国家关注政治文化、道德文化、风俗文化、传统文化、文化传承与创新,提倡发扬优秀的传统文化,说明我们希望为国家和民族寻求精神力量与发展方向。神和圣人统治、教化天下的时代已经成为历史,只有我们这些平凡的百姓都有了"文化自觉",认识到我们每个人都是文化的继承者和创造者,整个社会和国家才能拥有"文化自信"。

不过,我们越是在摆脱"百姓日用而不知"的"文化蒙昧"时代,就越是要反思我们的"文化自觉",因为"文化自觉"是很难达到的境界。喜欢谈论文化,懂点文化,或者有了"文化意识"就能有"文化自觉"吗?答案是否定的。比如我们常常表现出"文化自大"或者"文化自卑"两种文化意识,为什么会这样呢?因为我们不可能生活在单一不变的文化之中,从古到今,中国文化不断地与其他文化邂逅、对话、冲突、融合;我们生活在其中的中国文化不仅不再是古代的文化,而且不停地在变革着。此时我们或者会受到自身文化的局限,或者会受到其他文化的左右,产生错误的文化意识。子在川上曰:"逝者如斯夫。"流水如此,文化也如此。对于中国文化的主流和脉络,我们不仅要有"春江水暖鸭先知"一般的亲切体会和细微察觉,还要像孔子那样站在岸上观察,用人类历史长河的时间坐标和全球多元文化的空间坐标定位中国文化,才能获得超越的眼光和客观真实的知识,增强与其他文化交

流、借鉴、融合的能力,增强变革、创新自己的文化的能力,这也叫做"文化自主"的能力。中国当代社会人类学家费孝通先生说:

> "文化自觉"是当今时代的要求,它指的是生活在一定文化中的人对其文化有自知之明,并对其发展历程和未来有充分的认识。也许可以说,文化自觉就是在全球范围内提倡"和而不同"的文化观的一种具体体现。希望中国文化在对全球化潮流的回应中能够继往开来,大有作为。①

因为要具备"文化自觉"的意识、树立"文化自信"的心态、增强"文化自主"的能力,所以,我们这些平凡的百姓需要不断地了解自己的文化,进而了解他人的文化。

中国文化是我们自己的文化,它博大精深,但也不是不得其门而入。为此,我们这些学人们集合到一起,共同编写了这套有关中国文化的通识丛书,向读者介绍中国文化的发展历程、特征、物质成就、制度文明和精神文明等主要知识,在介绍的同时,帮助读者选读一些有关中国文化的经典资料。在这里我们特别感谢饶宗颐和叶嘉莹两位大师前辈的指导与支持,他们还担任了本丛书的顾问。

中国文化崇尚"天人合一",中国人写书也有"究天人之际,通古今之变"的理想,甚至将书中的内容按照宇宙的秩序罗列,比如中国古代的《周礼》设计国家制度,按照时空秩序分为"天地春夏秋冬"六大官僚系统;吕不韦编写《吕氏春

---

① 费孝通:《经济全球化和中国"三级两跳"中的文化思考》,《光明日报》2000年11月7日。

秋》，按照一年十二月为序，编为《十二纪》；唐代司空图写作《诗品》品评中国的诗歌风格，又称《二十四诗品》，因为一年有二十四个节气。我们这套丛书，虽不能穷尽中国文化的内容，但希望能体现中国文化的趣味，于是借用了"二十四品"的雅号，奉献一组中国文化的小品，相信读者一定能够以小知大，由浅入深，如古人所说："尝一脔肉，而知一镬之味，一鼎之调。"

2015年7月

目 录

源远流长话中医
　　——中医学产生及发展概述

三足鼎立的中医学
　　——理论、方法、药物兼备的中医
　　中医基础理论的渊薮——《黄帝内经》／ 21
　　辨证论治的群方之祖——《伤寒杂病论》／ 36
　　本草药物学的源头活水——《神农本草经》／ 40
　　原典选读 ／ 44

群星璀璨　道贯长河
　　——历代中医人物漫笔
　　汉唐时期的医学人物 ／ 55
　　宋元明清时期的医学人物 ／ 70
　　原典选读 ／ 81

遍地开花　硕果累累（上）
——中医基础学科的发展

中医基础理论 / 89

中医诊断学 / 94

中药学 / 98

方剂学 / 106

原典选读 / 112

遍地开花　硕果累累（下）
——中医临床学科的发展

中医内科的历代发展概况 / 119

中医妇产科、儿科的历代发展概况 / 128

中医其他临床学科的历代发展概况 / 139

原典选读 / 149

上工治未病　颐养寿天年
——历代中医养生介绍

先秦至汉唐时期的中医养生 / 159

宋金元时期的中医养生 / 166

明清时期的中医养生 / 171

原典选读 / 175

源远流长话中医
——中医学产生及发展概述

中医学属于传统医学,具有悠久的历史。其实,在世界上很多文明古国的某些历史阶段,都曾经存在着自己民族自己地区的医学,只是由于多种原因,至今已经支离破碎,或完全失传,中国的古代医学却一直延续流传下来。在清朝末年至民国初年的一段时间里,中医曾被称为"国医""国粹",这些称谓是在当时的社会背景下,在包括西医在内的"西学"冲击之下出现的。时至今日,仍然有人对中医学存在偏见或者误解。阅读本篇,读者将可以在很短的时间内概括了解中医学产生及发展的源流,对中医学的特色、优势、不足有个初步的感性认识。

一

　　传统中国医药学的初具规模,是在战国到秦汉(前475—220)的几百年时间里奠定的,而其初具规模的标志,就是《黄帝内经》《神农本草经》《伤寒杂病论》的成书。在春秋及其以前的中华文明发展历程中,医学的状况,后人一般认为是处在孕育、萌芽的历史阶段。

　　从哲学辩证法的层面来说,医学应是伴随着人类病痛的出现就萌生了。虽然在原始、简陋的生活、生产条件下,远古人类对自身病痛的理解和认识很可能还处于蒙昧的摸索阶段,但病痛给人体带来的不适,人们对于死亡的无奈,以及对生存的渴求,势必会促使人类积极地去探索、寻求解除病痛和延长生命的方法。

　　从现在所能见到的传世文献以及出土资料中,我们可以看到很多在远古人类发展史上有关"医学"的迹象,虽然在那遥远的年代里,人们对"医学"的认知和实践还是很原始的,从知识的体系完备程度上来说,还远远不能称其为"医学",但正是这些零散的摸索实践和漫长的积累,促进了医学的产生和发展。比如说,人类对火的认识和利用,一方面使人们知道了熟食的饮食方式更有益于身体的健康,另外,也促使人们在驱寒保暖、防病治病方面,去摸索、实践、体验对火的进一步运用。这其中,汉字的"灸"就是古代中国人借助火来解除病痛的一个很有说服力的例证。相似的例子还有汉字的"砭",把石头人工打制出尖锐或锋利的一面,用来治疗某些病痛,古代叫"砭刺"或"砭射",这样的方法是用金属材料制作针具进行针刺治疗的前身。"砭""灸"二字就是中医针灸治疗的源头,而文字的产生,毫无疑问地是在人类文明发展到相当高的水平之后才会出现的,所以,我们就完全有理由认为,在"砭""灸"二字出现之前的很长时间里,中国古人治疗疾病的实践活动就存在了。

　　目前一般认为,中国最早形成体系的文字是出现于商代中晚期的甲骨文,甲骨文的资料中已经有一定数量的有关疾病、治病的记录。而《左传》《周礼》等书,更是以整段整段的篇幅,记载与医学有关的内容。如《周礼》记载了早期的医事管理制度,医学分科,以及各科医生的职责、治疗方法等。《左传》记载了医生诊断、治疗病人的具体情况,并且对病因、发病、养生等方面的医学理论也有讨论。此外,像《诗经》《易经》《山海经》《管子》《庄子》《韩非子》等先秦古籍中,也都零散地记载有关医学的或者疾病、或者治疗、或者药物的诸多内容。以上有关医学的零散事迹,犹如中医药源头的一股股涓涓细流,待其汇合之后,规模初具,便开始出现中医药学的专门著作。

二

战国时代,虽然各国在政治、军事、经济等方面的发展很不均衡,但总体而言,在文化、学术方面却达到了空前的繁荣。《黄帝内经》一书,现在一般认为,就是在春秋、战国以至秦汉时期逐渐积累而成书的,《神农本草经》的成书年代一般认为是在汉代,《伤寒杂病论》的成书则在东汉末年,这三部中医药学专著的相继问世,标志着传统中医学从理论到方法相对完备的基本体系的形成。

《黄帝内经》的内容可谓博大精深,其所涉及的范围虽然不只是在医学方面,但其主体还是属于医学范畴。作为传统中医学基本理论和原则大法的集大成之作,书中论述了有关人体的脏腑、气血、精神、躯体、官窍、经络等生理方面,病因、发病、疾病的演变等病理方面,以望、闻、问、切为主干的诊断方法,多种疾病、证候的症状表现、发病及演变特点,辨证论治的指导原则以及具体治疗方法,针灸的理论及方法,方剂的组方配伍以及剂型选择的原则大法,药物药性的四气五味、补泻、升降等药物理论,养生防病的指导思想、理论以及具体方法,五运六气学说的具体内容以及在此指导下对认识疾病、治疗疾病的运用,在以阴阳、五行为理论方法指导之下的天人相应的认识论、方法论等等,总之,凡是有关人体生理、病理,疾病的诊断、治疗,养生保健的方方面面的医学内容,都在此书中基本具备。因而,后世中医学的发展、丰富,无不以此为根基,历代产生的众多医学名家、大家,也都是对《内经》深有造诣,抑或在《内经》的基础上进一步有所创新、发展的人物,《内经》完全可以称为中医学理论和方法的渊薮,对后世中医学的发展发挥着深远的影响。

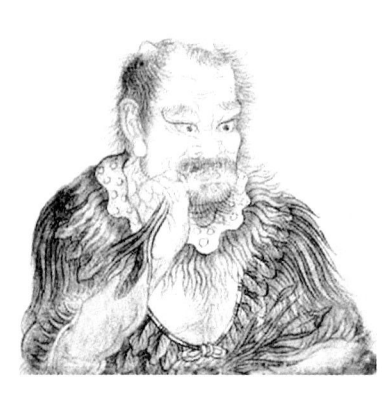
神农尝百草画像

《神农本草经》是迄今所知中医药发展史上第一部成体系的本草药物学专著,记载了以植物药、动物药、矿物药为主体的365种药物,每种药物一般都记述其药性、效用、主治病证、与其他药物的配伍宜忌、产地等内容,其中记载的不少药物的疗效被后世中医临床所证实而沿用不衰,并且,随着中医药学科的现代发展,有些药物被现代药理学明确证实了其中的有效成分。此外,书中还记述了药物复方运用的配伍,临床用药的指导原则等理论性内容,药物的采集、加工方法等。虽然,限于当时认识上的局限性、片面性、偶然性等原因,书中也有一些不符合实际的谬误之处,但总体而言,实用有效的众多药物还是占居本书内容的绝大多数。《神农本草经》对于后世中医本草药物方面的发展而言,犹如一泓源头活水,初滥觞于细流,渐浩浩以汪洋,后世日益发展壮大以至洋洋大观的本草药物学著作,如《本草经集注》《新修本草》《证类本草》《本草纲目》等等,都是在《神农本草经》的基础上发展、扩充而来。

东汉末年,张仲景忧国恤民,认为医学对国家、人民非常重要,对自己所生活的时代中"但竞逐荣势,企踵权豪,孜孜汲汲,惟名利是务,崇饰其末,忽弃其本,华其外而悴其内"的社会风气极为不满,又加上自己家族的很多人患病而死的不幸遭遇,"建安纪年以来,犹未十稔,其死亡者,三分有二,伤寒十居其七",这些因素促使张仲景决心学好医学,"勤求古训,博采众方",著成《伤寒杂病论》一书。该书是继《黄帝内经》《神农本草经》之后,第一部既有理论又有临床实际运用的综合性中医典籍,将临床病证概括地分为外感伤寒、内伤杂病两大类,综合了中医的基本理论、疾病证候的诊断治疗、方剂的运用、药物的配伍以及临证加减等,将《内经》中有关的理论、原则、方法,和《神农本草经》的药物学内容,有机地结合起来,初步奠定了传统中医学理、法、方、药的框架体系,而书中所载具体的方药治疗学内容更是具有很高的临床实用价值,受到历代以来临床医生的重用,直至现代,不少方剂只要运用得当,就可获得较好的疗效,以至后世称《伤寒论》《金匮要略》的方剂为"经方",尊称张仲景为"医圣"。

三

汉代以后的魏晋南北朝至隋唐时期,传统中医学进一步发展壮大,具有高水平医术的医生数量增多了,专业性很强的医学书籍的数量更是成倍增长,出现了由王叔和整理编著的第一部脉学专著《脉经》,由皇甫谧整理编著的第一部针灸学专著《针灸甲乙经》等等,现予择要介绍如下。

《脉经》10卷,晋代太医令王叔和编撰。王叔和体察到脉诊对各种脉象辨识的复杂性,意识到辨识各种脉象正确与否的重要性,"夫医药为用,性命所系","脉理精微,其体难辨。弦、紧、浮、芤,展转相类,在心易了,指下难明。谓沉为伏,则方治永乖;以缓为迟,则危殆立至",所以在《内经》《难经》、华佗、张仲景等有关脉学理论、脉诊方法的基础上,潜心研究,著成此书。该书整理、规范了24种脉象,明确了各种脉象的名称,对各种脉象的指感特征都有较为详细的记述,对相似脉象进行鉴别,以诊脉、辨证、治疗相结合的方法,强调脉诊对临床疾病诊断的重要性,提示出各种脉象对病证进行诊断,以及多种危重脉象的临床指导意义,标示了诊脉位置上"寸口诊断"为普遍适用的理论依据及具体方法。《脉经》作为中医学发展史上第一部脉学专著,对后世脉学的临床运用及进一步发展产生了深远影响。

《针灸甲乙经》12卷,魏、晋之际皇甫谧编撰。皇甫谧,字士安,自号玄晏先生,魏、晋间史学家、文学家,后因病而研习医学,在参照、研习《灵枢》《素问》《明堂孔穴针灸治要》三书的基础上编著成《黄帝三部针灸甲乙经》。该书在经络、腧穴、针灸方面,对人体的十二经脉、奇经八脉、十五络脉以及十二经别、十二经筋等内容,从脏腑经络的生理功能、循行路线、走行规律以及相应部位的发病特点等都作了比较系统的论述,把人体体表按头面部、颈部、胸部、腹部、四肢等划分区界,明确了348个腧穴的具体位置,提出适合针灸治疗的疾病和症状等共计800多种。在指导医生施行针灸治疗方面,提示医生为病人施治时,必须掌握时机,根据病人的不同体质、不同病情,采用不同的针具及针刺、艾灸的技术、手法,要求选穴适宜,定穴准确,操作严谨,补泻手法适当等等,"用针之理,必知形气之所在,左右上下,阴阳表里,血气多少,行之逆顺"。强调施术者必须全神贯注,审视病人接受治疗前后的神态反应,掌握针刺之浅深、方向、轻重以及事故之预防。并对留针时间、艾灸壮数、某穴禁针、某穴不能深刺等等,均有说明。

《诸病源候论》50卷,隋代太医博士巢元方等奉诏整理编撰,是医学发展史上第一部病源证候学专著。该书的突出特点是专门分析、阐述各种病证的形成原因、发病机理,"但论病源,不载方药",综合记述了临床各科各种疾病的病因、病机、病症、病脉、证候,都能从脏腑、经络的生理、病理角度进行深入而具体的分析,取材广泛,论理透彻,内容涉及内、外、妇、儿、五官等各临床科的疾病而以内科为最多,具体病证如中风、伤寒、天花、霍乱、水肿、黄疸、消渴、疟疾、痢疾、痔瘘、乳痈、难产等,将各科疾病的证候分为67门,各门之下,以证候类列,总计1720候。北宋著名学者、藏书家宋绶在该书的序言中,称此书"会粹群说,沉研精理,形脉证治,罔不赅集"。此书作为一部医学基础理论与各科临床密切结合的医著,对临床各科的诊断、辨证和治法、用药都具有直接的指导作用,后世的《千金方》《外台秘要》《太平圣惠方》《普济方》等多种医书,在分析病因、病理,归纳证候类型等方面,多以此书为依据,足见其影响之大。

另如葛洪编著的临床治疗学方书《玉函方》《肘后方》,陶弘景编著的本草学著作《本草经集注》,雷斅编著的第一部本草药物炮制加工类著作《雷公炮炙论》,孟诜编著的侧重于食疗方面的本草著作《食疗本草》,龚庆宣编著的现存最早的外科类著作《刘涓子鬼遗方》,昝殷著、周颋增补的现存最早的妇产科专著《经效产宝》,蔺道人编著的骨伤科专著《仙授理伤续断秘方》,以及医学理论研究方面,出现的全元起注解整理《黄帝内经》的《内经素问训解》,杨上善的《黄帝内经太素》等等,有的辗转流传至今,有的分别在不同的历史时期散佚。此外,更有几部大型的综合性医药书籍,如唐代初期孙思邈编著的《千金要方》《千金翼方》,唐代中期王焘编著的《外台秘要方》,以及唐高宗显庆二年(657)至显庆四年整理编著,由当时任右监门府长史之职的苏敬提议,高宗皇帝亲自批准,朝廷组织了二十余人集体编写的,被后世认为具有国家药典性质的大型药物学著作《新修本草》,这几部大型医药学著作从其问世之日起,直到现在,分别在不同历史时期流传、积累下来了众多的版本,以孙思邈《千金方》(包括《千金要方》《千金翼方》)为例,截止到1949年的版本已经多达40余种,1950年以后至今,多家出版社出版的影印、新版、校注、研究的各类新版本及印刷册数,数量繁巨,足见其对后世的深远影响。

四

两宋至金元时期,传统中医学的状况可以说是既有继承,也有创新。继承方面,比较集中地表现在大量医学方书的出现,其中有官府主持编纂的大型医学方书,还有医家自己编著的医学方书,这些医学方书的内容,主要是对唐代及以前临床治疗学以及方剂的整理总结,而医家个人编著的医学方书内,在医学的理论观点、疾病的诊断治疗方法、方剂药物的运用等方面,也间或有其个人研究探讨的学医心得以及临床诊疗的经验体会。北宋太平兴国三年(978)至淳化三年(992),由王怀隐等人奉敕编纂的《太平圣惠方》一书,是宋代较早的一部官修医学方书,全书100卷,分1670门,记载治疗方剂16800多首(据宋·王应麟《玉海》著录),有论有方,涉及治疗的病种包括内科杂病,伤寒、时气、热病,外伤科、妇科、儿科等临床各科。其理论性论述多以《内经》和《诸病源候论》为依据,方药则来自宋初及以前的各医家、医籍的经验医方,来源广泛,资料丰富,可谓集宋初以前医理、医方、经验之大成。《太平惠民和剂局方》,原称《太医局方》,原本是宋代官府设立的药局——"和剂局"的一种成药配方底本,初刊于宋元丰年间(1078—1085),以后又多次重修、增补,至南宋绍兴年间(1131—1162),药局改称为"太平惠民局",所以本书在绍兴以后,便叫做《太平惠民和剂局方》。全书共10卷,载方788首,每方之后,叙列主治证候和药物,并于有关药物的炮制方法和药物剂型的制备,也都有详细的说明。由于书中的大多数方剂都有良好的治疗效果,所以流传很广泛,无论对当时或后世的医学都有较大的影响，元代朱震亨谓此书行世以后，"官府守之以为法，医门传之以为业，病者恃之以立命，世人习之以成俗"。可见其影响之大。书中的很多有效方剂，如藿香正气散、人参败毒散、平胃散、二陈汤、逍遥散、香连丸、人参养荣汤等不少方剂，一直被后世医者沿用不衰。《政和圣济总录》，成书于北宋末年的政和年间（1111—1117），由宋徽宗赵佶直接主持编写，是宋代的一部医学方书巨著。本书的编纂，赵佶在原序中说："朕悯大道之郁滞，流俗之积习，斯民之沉痼，庸医之妄作，学非精博，识非悟解……而有余者益之，不足者损之，率意用法，草石杂进，夭枉者半，可胜叹哉。"全书共 200 卷，收载医方近 20000 首，刊行以后，至元代大德年间（1297—1307），焦养直在重校本书时，谓此书"逐病分门，门各有方；据经立论，论皆有统。盖将使读之者观论以求病，因方以命药，则世无不识之病，病无妄投之药"。从全书的内容来看，本书确是一部既有理论，又有经验，内容十分丰富的大型医学方书著作，所载方药，大部分是切合实用的。但也有一些受炼丹、服石的影响而为治病所不宜的方剂，这大概与宋徽宗崇信道教有关。

宋代作为医学发展的繁盛时期，国家政府层面的重视以及在医药管理、具体措施的施行等方面采取的一系列举措发挥了重大作用。如校正医书局负责整理刊印了诸如《内经》《神农本草经》《千金方》《伤寒论》《金匮要略》等大量的古代医学书籍，官府主持修订了《开宝本草》《嘉佑本草》《图经本草》，设置翰林医官院、御药院、尚药局、和剂局、惠民局、慈幼局、保寿粹和馆、安济坊、福田院等医药管理机构和官府的、民间的医疗、养老机构，而且，北宋的不少皇帝如太祖赵匡胤、太宗赵光义、徽宗赵佶等，他们自身就很喜欢、通晓医学。这些对医学的传承与发展都有直接的推动作用，对民间的间接影响则是更为广泛而深远。

宋金元时期的医学创新,当以"金元四家"的学术争鸣为主要标志。"金元四家"的称谓是后世形成的,指的是刘完素、张从正、李杲和朱震亨四位医学人物,其实这四个人的生活年代跨度很大,而且从学术的传承来说,朱震亨是在继承前三家的基础之上最后出现的。后人因为这四人在医学理论研究及临床医学方面的贡献都很巨大,而又各自具有不同的特点,所以将其并列而称为"金元四家",其各自在学术上产生的不同影响,又被后人称为四大医学流派。金元四家对中医学的贡献,可以说是理论与实践相结合的伟大创举,无论是刘完素阐发火热病机,李杲重视脾胃中气,还是张从正主张"攻邪已病",朱震亨提倡养阴降火等,都无一不是在《内经》的理论基础上进一步发展而来,又无一不是将自己的理论观点运用到了临床治病的实践中。这从其主观上表明了金、元医家具有勇于探索、勤于思考和实践的可贵品质;而在客观上,宋代理学思想提倡"格物致知",主张探究事物的本原,对这些医家的医学实践也是有影响的。

五

中医学发展到明清时期以后,可以说呈现出了大繁荣的局面,概括来说包括以下几个方面:一是对金、元及其以前的继承和总结,二是产生了数量可观而又卷帙繁巨的综合性医书,三是包括针灸在内的临床各科出现了各具特色的众多医家、医著,四是温热病学的壮大与发展,五是医案、医话类专著的大量出现,六是本草、方剂方面的进一步发展。但与此同时,明清时期的医疗社会风气有些衰变,学医、行医之人有泛滥之势,有些医生的医术水平低下,有些医书的内容粗制滥造,其良莠不齐、鱼龙混杂的状况也越来越严重。

在明清时期,临床中医学的内容已经非常丰富,流行于社会上的中医理论及临床各科的医书也越来越繁杂,面对这种状况,有人便试图编纂一类既包括中医理论,又囊括临床各科的大型综合性医书,认为一书在手,便可不必他求,这大概是综合性医书大量出现的主要原因。这些医书包括医学的丛书、类书和全书,丛书中如王肯堂辑、吴勉学刊印的《古今医统正脉全书》,汇集了从《素问》《灵枢》《难经》《脉经》等,一直到明代的各类医书40多种,选书既良,刊刻亦精。其他如《六醴斋医书》(清·程永培辑)、《当归草堂医学丛书》(清·丁丙辑)、《周氏医学丛书》(清·周学海辑)等,也是很不错的医学丛书。类书如清朝政府组织编纂的《古今图书集成·医部全录》520卷、《医宗金鉴》90卷等。全书如楼英编纂的《医学纲目》40卷,王肯堂编纂的《证治准绳》44卷,孙一奎的《赤水玄珠全集》37卷,张介宾(号景岳)的《景岳全书》64卷,张璐的《张氏医通》16卷,沈金鳌的《沈氏尊生书》72卷等,这些医书,有的在编排、归类上有新意,有的间亦阐发一些个人的医学见解,或显示了自己的治病、用药特点,但总的来说都属于综合性医书性质。

这一时期,在中医学术理论及临床各科的方方面面,还出现了众多颇有特色的医书,如傅山的《傅青主男科》《傅青主女科》,张鹤腾的《伤暑全书》,陈司成的《霉疮秘录》,黄玉璐(字元御)的《黄氏医书十种》,王清任的《医林改错》,唐宗海的《血证论》,韩善徵的《韩氏医书六种》,比较通俗的著述如程国彭的《医学心悟》,陈修园的《伤寒论浅注》《金匮要略浅注》《长沙方歌括》《医学从众录》《医学三字经》《医学实在易》等书,温病方面如吴有性著《温疫论》,叶桂(字天士)的《温热论》,薛雪(字生白)的《湿热条辨》,吴鞠通的《温病条辨》,王士雄的《温热经纬》等书,医案、医话方面如《名医类案》《续名医类案》《古今医案按》《石山医案》《孙文垣医案》《静香楼医案》《临症指南医案》《洄溪医案》《吴鞠通医案》《环溪草堂医案》《柳州医话》《潜斋医话》《冷庐医话》《对山医话》《存存斋医话稿》等等,大大丰富了明清时期的医学内容。

明清时期医学的另一个小侧面,是学医、行医之人有泛滥之势,导致此时的中医学界良莠不齐、鱼龙混杂的状况日益严重。有些人当医生的主要目的是为了赚钱谋生,编写医书的主要目的是为了沽名钓誉,背离了高尚的医学职业道德,医生的医疗技术低下,所著医书粗制滥造的情况并不鲜见。如清代医家徐大椿,对医学及传统文化均有较深造诣,在其文学类著作《洄溪道情》一书中有《行医叹》一文:"叹无聊,便学医。唉!人命关天,此事难知。救人心,做不得谋生计。不读方书半卷,只记药味几枚。无论臌、膈、风、劳,伤寒、疟、痢。一般的望、闻、问、切,说是谈非。要入世投机,只打听近日时医,惯用的是何方、何味。试一试,偶然得效,倒觉得稀奇;试得不灵,更弄得无主意;若还死了,只说道:药不错,病难医。绝多少单男独女,送多少高年父母,拆多少壮岁夫妻。不但分毫无罪,还要药本酬仪。问你居心何忍?王法虽不及,天理实难欺!若果有救世真心,还望你读书明理。做不来,宁可改业营生,免得阴诛冥击。"又在其医学类著作《兰台轨范》的自序中说:"至于近世,则惟记通治之方数首,药名数十种,以治万病,全不知病之各有定名,方之各有法度,药之各有专能。中无定见,随心所记,姑且一试,动辄误人。"明末清初的又一部医书《轩岐救正论》第六卷《察弊》一文,说医学的状况是"世递降而术益鲜",世上行医之人,"率多市井亡赖,空门孽秃,略识字画,素饶利辩者为之。是人之辱医,非医之辱人也","若辈学医,初只挟《脉诀》捷径、《汤头歌括》不一二帙,乃就业于庸流之窃有虚名者,奉为名师,教习记诵。……远则一年,近则半载,遂以为道尽传矣,诣已超矣。大开铺肆,高揭榜额,不曰'某某精传',则曰'某某心授',又则曰'世传神秘',离经叛道。……叠见疑难重恙,被其枉死者多矣"。在这样的社会风气影响之下,医术平庸、医德低劣的医生即使其总的数量不多,而其恶劣的影响却是非常大的。清朝中后期以至民国,直到当代,社会上总是断断续续地出现反对中医、诋毁中医的声音,与明清时期遗留下来的恶劣医风有直接关系。

总之,传统中国医药学的产生和发展,历经数千百年,出现了众多的医学人物,编著了繁富的医学书籍,医学事业的发展代代相传而愈加兴盛,虽然在其整个的发展过程中,因于种种原因,夹带了少许不健康、不科学、不和谐的内容和现象,但是其健康、科学、积极向善、治病救人的方面还是占绝对的主流。传统中医学的产生和发展,就像一条流淌不息的长河,绵亘至今,在中华民族的繁衍生息、养生保健方面,作出了不可磨灭的贡献。

三足鼎立的中医学
——理论、方法、药物兼备的中医

传统中医学相对完整的学科体系,至汉代已经形成。说其学科体系相对完整,是因为在其学术框架内,既有自成系统的理论指导,而且对疾病的诊断、治疗的方法,单味药物的性质、功效,多味药物组合成方剂的指导法则及其治疗的病证等内容,至汉代就都已具备,即后世所谓的"理、法、方、药"齐全。不仅如此,以《黄帝内经》《伤寒杂病论》《神农本草经》为代表的中医学,以至后世众多中医学著作中,还无处不渗透着中国传统文化的内涵。中医学所具有的学术与人文文化兼容的特点,也许是其具有顽强而持久生命力的重要原因。

中医基础理论的渊薮——《黄帝内经》

中国传统医学之所以具有顽强的生命力，其决定性因素，当然是它在诊治疾病方面确实有效的实在价值，但另一方面，它具有自己的理论指导，具备了相对完善的由理论指导实践的理、法、方、药的系统性，而不只是单纯的治病方法的堆砌，并且与中国传统文化有着密切的联系，这也是它具有强大生命力的重要因素；在当今社会有些人的心目中，把中医药看作是完全的人文文化，认为其不具备自然科学的属性，这是对中医药的片面了解甚至误读。世界范围内的其他古代医学，比如古巴比伦医学、印度医学、埃及医学等，其知识和技术方法流传到现在已经支离破碎、所剩无几，在现代医学面前已经没有多大生命力了，而传统中医学的理论和方法却在很多方面与现代医学发挥着互补的作用。

作为全面论述中医基础理论的《黄帝内经》,从其问世之日起,就标志着传统的中国医学已经基本具备了自己特有的理论体系,以后中医学的发展,不论是在基础理论方面,还是在基础理论对临床医学各科的指导方面,大抵都是以《黄帝内经》为基础的,而且历代有杰出贡献的中医学大家,以及不同的医学流派所阐述、发扬的各自的医学观点和治病主张,都是在对《内经》具有深入研究的基础上,有了自己的学习心得,再结合各自不同的研究探索的侧面,进一步发展而产生的。

一、《内经》天人相应的整体观

《内经》受中国古代文化尤其是哲学的影响,认为宇宙的万事万物都处在一个庞大而又互相联系的整体之中,人处于天地之间,同样具有这种复杂而又有序的相关性及整体性特点,时刻与大自然息息相通,有着密切的联系,即后人领悟其旨意所谓天地一大宇宙,人身一小宇宙。能够用来概括包括人体在内的天地之间各种纷繁复杂事物现象的总纲领,是具有相反而又相成特点的"阴阳",所谓"阴阳者,天地之道也,万物之纲纪,变化之父母,生杀之本始,神明之府也"。而"阴阳"的运用又可大可小,大之可拟论天地日月,小之可比况草木虫鱼,且阴阳之中可以再分阴阳,大而无外,小而无内,"阴阳者,数之可十,推之可百;数之可千,推之可万。万之大,不可胜数,然其要一也"。《内经》把这种认识事物的方法运用到医学方面,提出"人生有形,不离阴阳","人以天地之气生,四时之法成",认为人体正常的生理状况,就是阴阳的动态平衡,如果阴阳的动态平衡被破坏,人体的功能乃至器官就会异常,如果这些异常得不到及时的矫正治疗,就会产生疾病以至于死亡,即所谓"阴平阳秘,精神乃治;阴阳离决,精气乃绝"。

此外,《内经》还把古代文化中"五行"的含义也运用到医学方面,在"五行"的初始含义基础上,又赋予了丰富的医学内涵,提出了"天地之间,六合之内,不离于五,人亦应之,非徒一阴一阳而已也"的纲领性论点,然后把"五行"在医学上的具体内涵分化到讲述人体生理、病理,疾病的诊断、治疗、处方用药等方方面面。早期古代文化中比较系统地记载"五行"及其含义的文献是《尚书》,《尚书·洪范》记载:"初一曰五行……五行:一曰水,二曰火,三曰木,四曰金,五曰土。水曰润下,火曰炎上,木曰曲直,金曰从革,土爰稼穑。润下作咸,炎上作苦,曲直作酸,从革作辛,稼穑作甘。"这原本是古人从自然界中观察到的五类自然现象及其各自的特性,是对五行自然属性特点的概括性标示,而基于"天人相应"的宏观认识论影响,《内经》就把"五行"的含义援引到医学中来,并进一步大大地扩充其内涵,把木、火、土、金、水分别对应于五脏的肝、心、脾、肺、肾,五腑的胆、小肠、胃、大肠、膀胱,五志的怒、喜、思、悲、恐,五官的目、舌、口、鼻、耳,五液的泪、汗、涎、涕、唾,五体的筋、脉、肉、皮毛、骨,五味的酸、苦、甘、辛、咸,等等。

《内经》把古代文化中认识宇宙万物的阴阳五行观念援引到医学中来,形成了天人相应的整体观的理论基础,虽然其在医学上的某些具体运用方面可能有些牵强、穿凿等不妥之处,但当时的状况确实如此,而且发展下来的中医学也大体一直沿用至今。

二、《内经》的脏腑、经络理论

《内经》中关于脏腑、经络的论述,是中医基础理论的核心部分,它们基本上是在阴阳、五行的统帅之下的。《内经》

认为,脏与腑,各有自己的生理功能,同时,脏腑之间以及脏腑与其他的组织器官之间又都是互相联系、密不可分的,机体的各种生理功能都是全身的脏腑、器官共同作用的结果,这种联系是通过经络与脏腑和其他组织器官的联系,由经络的互为络属,脏腑、经络的表里相配和生理功能的相关性共同完成的。"夫十二经脉者,内属于脏腑,外络于肢节","所以行血气而营阴阳,濡筋骨,利关节者也"。这就使人体成为一个完整统一的有机整体。

关于脏腑的生理功能,《内经》中不是单纯、孤立地叙述每一个脏腑,而是从整体的角度,互相联系地综合叙述。既有所侧重,又与整个人体的生理功能发生联系,并借助形象的笔法作以比喻和形容,这种认识方法既具有整体性特点,同时又比较笼统。如关于心脏的功能,谓"心者,生之本,神之变也。其华在面,其充在血脉,为阳中之太阳,通于夏气","心者,君主之官,神明出焉","心藏神","诸血者,皆属于心","心气通于舌"。另一方面,关于血液的生成和运行,除心脏之外,还与脾、胃、肺发生联系,谓"中焦受气取汁,变化而赤是谓血","肺气流经,经气归于肺,肺朝百脉,输精于皮毛"。精神活动则还与肝、胆、脾发生联系,如"肝者,将军之官,谋虑出焉""胆者,中正之官,决断出焉""脾在志为思"等等,这就是对脏腑、经络在功能上的整体相关性的具体说明。

脏与腑的功能是相对的。五脏为阴,六腑为阳;五脏主里,六腑主表。"五脏者,藏精气而不泻也,故满而不能实","所以藏精、神、血、气、魂、魄者也";"六腑者,传化物而不藏,故实而不能满也","所以化水谷而行津液者也"。正是由于脏与腑在功能上具有不同的分工及特性,而又能彼此照应,相辅相成,才使复杂的机体得以协调统一起来。

脏腑、经络之间这种生理上的互相联系,决定了其病理上的互相影响。脏病可以及腑；腑病可以及脏；一脏病可以涉及他脏；一腑病可以涉及他腑；脏腑病变可以影响四肢、九窍等体表部位，而体表的病变也与脏腑密切相关。这样的认识论特点指导了中医在疾病的诊断、治疗等方面也必然带有整体观念的思维特点。

三、《内经》关于病因、病机的论述

《内经》关于病因的认识，大体上包括外感因素、内伤因素、情志因素、地理因素和先天因素。对于病机的阐述，概括地说来包括三个方面，即阴阳失调、正邪盛衰和升降失常。

外感病因，是阐述风、寒、暑、湿、燥、火等气候的变化与疾病关系的。"夫百病之始生也，皆生于风雨寒暑、阴阳喜怒、饮食居处"。其中的风、雨、寒、暑就是泛指自然界可能会导致人体患病的各种因素。自然界的各种气候变化并不是一定会造成人体的疾病，能否造成疾病，取决于人体和气候两个方面的原因。人体方面，取决于人体正气的强弱，所谓"正气存内，邪不可干""邪之所凑，其气必虚"就是这个意思。气候方面，取决于气候的正常与否。如果气候按着春温、夏热、秋凉、冬寒的正常顺序交替变化，就不易造成人体的疾病，即或致病也较轻微；如果气候的变化异常而剧烈，岁气不和，或非其时而有其气，就很容易造成人体的疾病，所谓"因岁之和，而少贼风者，民少病而少死；岁多贼风、邪风，寒温不和，则民多病而死矣"。在各种外感因素中，《内经》认为，风邪是最活跃的致病因素，指出"风者，百病之长也"，"善行而数变"，"至其变化，乃为他病也"。气象学的事实也证明，自然界寒热温凉的气候变化，都要通过大气的流通来实现，《内经》注意到了这一点，以"风"来统领外感致病的各种因素，不是没有道理的。

内伤病因方面,主要有饮食不节和劳逸失度,这同样会造成人体的疾病。《内经》中认识到,饮食的过饥、过饱,都会造成人体的疾病,如"饮食自倍,肠胃乃伤";"高粱之变,足生大疔";"因而饱食,筋脉横解,肠澼为痔","故谷不入,半日则气衰,一日则气少矣"。这些都是由于饮食不节造成的。此外,《内经》中关于五味失和的论述是很详细的,如"阴之所生,本在五味;阴之五宫,伤在五味。是故味过于酸,肝气以津,脾气乃绝……","多食咸,则脉凝泣而变色"等,这些内容虽然从字面看来有些拘泥,但如果灵活地理解,还是有参考意义的,且"生于五味,伤于五味"的观点,具有深刻的哲学内涵。劳倦内伤,包括过劳和过逸,二者都会对人体的生理功能有所影响,如"劳则气耗","有所用力举重,若入房过度,汗出浴水则伤肾",而"五劳所伤"即"久视伤血,久卧伤气,久坐伤肉,久立伤骨,久行伤筋"的提出,更是对中医病因学具有深广的影响。

情志因素,指的是精神、心理变化的致病作用,《内经》用怒、喜、思、悲、恐,或喜、怒、忧、思、悲、恐、惊来表述,这些情感变化同外感致病因素一样,有着正常和异常的不同。正常时是人的精神活动的外在反映,而如果精神变化过于剧烈或持久,就会损害人体脏腑的功能进而导致疾病。如所谓"悲哀忧愁则心动,心动则五脏六腑皆摇","喜乐无极则伤魄,魄伤则狂","心在志为喜,过喜则伤心","脾在志为思,过思则伤脾"等。另外,《内经》中对于情志因素造成的疾病,治疗时提示出一类"以情胜情"的方法,因为基于整体观念的认识论方法,《内经》中认为,各种情志变化分别与相应的脏腑密切相关,而五脏对应于五行,具有相生、相克的制约关系,这就为"以情胜情"的治法提示了途径,如《素问·阴阳应象大论》中所说"怒伤肝,悲胜怒""喜伤心,恐胜喜""思伤脾,怒胜思"

等就是以情胜情治法的具体内容。现在看来,其具体的做法虽然不一定完全可取,但作为治病的一种"精神疗法",还是有其提示和启发意义的。

《内经》还认识到,由于居住环境的差别,会使人易患不同的疾病,这便是地理因素与疾病的关系。如《素问·异法方宜论》中说,"西方者,金玉之域,沙石之处,天地之所收引也。其民陵居而多风,水土刚强,其民不衣而褐荐……故邪不能伤其形体,其病生于内","南方者,天地所长养,阳之所盛处也,其地下,水土弱,雾露之所聚也……故其民皆致理而赤色,其病挛痹"。说明《内经》于地理因素对人体的影响已经有所认识。此外,对于先天因素与有些疾病的关系,《内经》中也曾提到,如关于癫疾的病因,认为如果人生下来就患有这种病,则是由于孕母在胎孕期间受惊所致,所谓"此得之在母腹中时,其母有所大惊,气上而不下,精气并居,故令子发为癫疾也"。

关于病机方面,《内经》中对于脏腑病机、六气病机、气血津液病机等均有所论述,但从总的生理功能和病理变化的整体角度来讲,则基本上可概括为阴阳失调、正邪盛衰和升降失常三个方面。如"阴胜则阳病,阳胜则阴病","阳胜则热,阴胜则寒","重阴必阳,重阳必阴"等,是讲阴阳的病机变化。"邪气盛则实,精气夺则虚",是讲人体正气与疾病邪气的虚实变化,"出入废则神机化灭,升降息则气立孤危","清气在下,则生飧泄;浊气在上,则生䐜胀",是讲气机升降的病机变化,另外如"风胜则动""热胜则肿""燥胜则干",是讲外因致病的病机变化,"怒则气上""喜则气缓""悲则气消""恐则气下""思则气结""惊则气乱",是讲内因情志致病的病机变化,所以《内经》有关致病机理的阐述是有丰富内容的。

四、《内经》对于病、证的认识

《内经》中关于病、证的内容是很丰富的,仅内科疾病就达到了大约60余种,如厥证、痹证、水肿、黄疸、癫狂、痫、风病、咳嗽、泄泻、疟、痢、消渴、淋、癥瘕、疝等,对这些病证都具有深刻的理论认识和丰富的证候学内容。书中多是从病证的整体角度出发,涉及对于症状的描述,病因、病机的分析,病变的定位,以及治疗的原则方法等多个方面。如对于痹证的认识,首先指出其成因为"风、寒、湿三气杂至,合而为痹"。然后对其证候进行分类:"其风气胜者为行痹,寒气胜者为痛痹,湿气胜者为着痹也。"另外又从脏腑角度分为五痹,谓"各以其时重感于风、寒、湿之气也","以冬遇此者为骨痹,以春遇此者为筋痹……骨痹不已,复感于邪,内会于肾……脉痹不已,复感于邪,内会于心"等等,这就将痹证的外因和内因两方面互相联系了起来,外因为风寒湿邪,内因则由于感邪时间和脏腑的反应性不同而有筋痹、骨痹、脉痹、肌痹和皮痹的不同。对痹证症状的认识,谓"痛者,寒气多也,有寒故痛也。其不痛、不仁者,病久入深,荣卫之行涩,经络时疏,故不痛;皮肤不营,故为不仁"。可见其对于痹证的认识,是比较全面的了。

又如对于水肿症状的描述,谓"水始起也,目窠上微肿,如新卧起之状,其颈脉动,时咳,阴股间寒,足胫肿,腹乃大,其水已成矣。以手按其腹,随手而起,如裹水之状,此其候也"。这些症状包括了肢体水肿和腹腔内积水的主要临床表现。对水肿与脏腑的关系,认识到水肿与肾、肺、脾、胃有密切的关系,谓"……肾者,至阴也,至阴者,盛水也。肺者,太阴也,少阴者,冬脉也。故其本在肾,其末在肺,皆积水也。帝曰:肾何以能聚水而生病?岐伯曰:肾者,胃之关也。关门不利,故聚水而从其类也,上下溢于皮肤,故为胕肿"。其中尤以对水肿和肾脏关系的认识,限于当时医学发展的客观环境,只能是用观察和推理的方法,能够达到如此的认识深度,应属难能可贵。在病证的治疗方法上,仍以水肿为例,书中提出了"去宛陈莝""开鬼门,洁净府"的治法,以现在的语言简要地表述,就是祛瘀、发汗、利水(尿)的意思,这是确有疗效的水肿治法,直到现在,仍然作为治疗水肿的法则而被临床医生所遵循。

总之,我们有充分的理由认为,《内经》对于病证的认识,不仅对独立的病证有细致的观察、丰富的经验积累和相当深度的分析,并且能用联系的和整体的方法去认识疾病。

五、《内经》关于诊法、辨证的内容

诊法和辨证是中医对疾病作出诊断的过程,诊法是通过望、闻、问、切的诊察方法获得关于疾病的感性材料,辨证则是对诊察所获得的材料进行分析、判断的过程,从而得出一个综合性的诊断结果,并进一步依据这个诊断结果确定治疗方案。《内经》论述诊法的内容,基本上可以用望、闻、问、切的四诊概括之。《内经》认为,人体的疾病都会有外在的表现,而这些表现于外的表象就成了探求疾病内在本质的"中介物",中医凭借四诊的方法,通过对疾病外在表现的观察作出诊断,即所谓"以我知彼,以表知里,以观过与不及之理",这也是中医整体观的一种具体运用。关于四诊的具体内容,《内经》中有丰富的论述,这里只选择介绍一些望诊、切诊的内容。《内经》中的望诊,大体包括望神、望色和望形态,望神、望色是观察人的精神状态和皮肤、眼睛、舌、尿液等的色泽变化来诊察疾病的一种方法,如"神有余则笑不休,神不足则悲","血有余则怒,不足则恐","血脱者,色白,夭然不泽",

"溺黄赤,安卧者,黄疸","目黄者,曰黄疸"等,这些叙述虽然都非常直观,却往往具有较高的诊断价值。

另外,还有五色望诊的内容,将青、赤、黄、白、黑五色的变化与五脏、五行联系起来,不仅论述了五种色泽的正常与异常,而且将其纳入了一个互相联系的整体之中,利用五行生克的规律对疾病作出诊断和预测。在正常情况下,脏腑之气外华,形成正常的五色,所谓"夫精明五色者,气之华也。赤欲如白裹朱,不欲如赭;白欲如鹅羽,不欲如盐;青欲如苍璧之泽,不欲如蓝;黄欲如罗裹雄黄,不欲如黄土;黑欲如重漆色,不欲如地苍"。如果脏腑有病,就会出现不正常的色泽,即赤如赭、白如盐等皆属异常。又如"肺热者,色白而毛败","肝热者,色苍而爪枯","赤如衃血者死","白如枯骨者死",以及"黄赤为热,白为寒,青黑为痛"等,也是对五色诊病的经验总结。望诊的诊断作用,《内经》是很重视的,《难经·六十一难》更有"望而知之者谓之神"的说法,如果是有丰富经验的医生,经过细心诊察,望诊确实具有颇高的诊断价值。

切诊的内容,《内经》中论述得也很详细,主要包括脉诊和按诊两部分。在诊脉的方法上,《素问·脉要精微论》中提出:"持脉有道,虚静为保",这就是要医生诊脉时,必须安神定志,思想集中,细心体察脉象,这样才能对脉象的变化有较为精确、全面的认识。关于诊脉的时间则提出"诊法常以平旦"的要求,因为此时"阴气未动,阳气未散,饮食未进,经脉未盛,络脉调匀,气血未乱,故乃可诊有过之脉",这实际上是要尽可能地排除与疾病无关的其他干扰因素,提高诊断的准确性。关于脉诊的部位,《内经》中记载了多种方法,有三部九候诊法、人迎寸口诊法、独取寸口诊法等。其中对于独取寸口诊法的理由,《内经》中作了这样的论述,"帝曰:气口何以独为五脏主?岐伯曰:胃者,水谷之海,六腑之大源也。五味入口,藏于胃,以养五脏气。气口亦太阴也,是以五脏六腑之气味,皆出于胃,变见于气口","脏气者,不能自至于手太阴,必因于胃气,乃至于手太阴也"。这不仅阐明了寸口为什么可以诊候五脏的病变,也反映了《内经》对于脏腑的相互关系以及脏腑与血脉的关系的认识水平。

正常的脉象叫做"平脉",《内经》从脉搏跳动的次数、脉位的浮沉、脉体的形状等几个方面作了叙述,此外还有"四时平脉"、"五脏平脉"等。不正常的脉象叫做"病脉",《素问·至真要大论》中说:"厥阴之至其脉弦,少阴之至其脉钩,太阴之至其脉沉,少阳之至大而浮,阳明之至短而涩,太阳之至大而长。至而和则平,至而甚则病,至而反者病,至而不至者病,未至而至者病。"前面讲的是平脉,后面是从脏腑和时令相关的角度讲病脉。这段论述还是原则性的,比较笼统,而关于脏腑病脉、四时病脉、诸脉主病等具体内容上,《内经》都有详细的论述。

辨证方面,《内经》中并没有提出八纲辨证、脏腑辨证等这样明确的概念,但这些辨证的具体内容,在《内经》中却多已存在,可以说,后世形成的各种系统辨证方法都是在《内经》的基础上进一步发展、完善而成的。如以脾脏的辨证为例,诸如"诸湿肿满,皆属于脾"、"脾病,身痛体重"、"脾胀者,善哕,四肢烦悗,体重不能胜衣,卧不安"、"脾病者,唇黄"、"脾气热,则胃干而渴,肌肉不仁,发为肉痿"、"脾病者……虚则腹满肠鸣,飧泄,食不化"、"脾气虚则四肢不用,五脏不安;实则腹胀,经溲不利"、"脾,忧愁而不解则伤意,意伤则悗乱,四肢不举,毛悴色夭,死于春"。通过对各种与脾脏病变有关的临床表现的归纳,就能够对"脾"的病变有一个比较完整的认识,实际上也就是关于脏腑辨证、八纲辨证等方面的内容,而六经辨证,《内经》中更有明白、系统的记载。运用《内经》

中关于诊法和辨证的内容,就可以对疾病作出诊断,从而制定相应的治疗法则和方药。

六、《内经》关于治则、治法的论述

《内经》中关于治病方法的具体表述很多,如"寒者热之,热者寒之","其高者因而越之,其下者引而竭之","诸寒之而热者取之阴,热之而寒者取之阳","血实宜决之,气虚宜掣引之","形不足者,温之以气;精不足者,补之以味"等等,这些简洁明了的治病方法不必细说。具有高度概括性而带有指导原则性质,并且形成体系的有"五郁治法"和"五脏苦欲补泻治法","五郁治法"的概念性表述是"木郁达之,火郁发之,土郁夺之,金郁泄之,水郁折之",此处也不予展开。现将"五脏苦欲补泻治法"的原文引述如下:

> 肝苦急,急食甘以缓之;
> 心苦缓,急食酸以收之;
> 脾苦湿,急食苦以燥之;
> 肺苦气上逆,急食苦以泄之;
> 肾苦燥,急食辛以润之。
> 肝欲散,急食辛以散之,辛补之,酸泻之;
> 心欲软,急食咸以软之,用咸补之,甘泻之;
> 脾欲缓,急食甘以缓之,用苦泻之,甘补之;
> 肺欲收,急食酸以收之,用酸补之,辛泻之;
> 肾欲坚,急食苦以坚之,用苦补之,咸泻之。(《素问·脏气法时论》)

这种根据五脏的生理特点,并将其与药物的性味联系起来,以药物之"性"调理脏腑之"性"的治病方法对后世中医具有深远的影响，金代名医张元素提出的五脏虚实补泻用药法，就是在《内经》的直接影响之下进一步发展和丰富的。这种理论，在传统中医的辨证用药方面有着重要的指导作用。

尤其可贵的还有"未病先防，防重于治"的指导思想，以及"三因制宜""辨证论治"的指导原则，这些指导思想和指导原则充分反映了古人的聪明智慧，相信在未来医学的发展中，也毫无疑问地仍然会继续发扬光大。先看一下《内经》中未病先防，防重于治的论述："是故圣人不治已病治未病，不治已乱治未乱，此之谓也。夫病已成而后药之，乱已成而后治之，譬犹渴而穿井，斗而铸锥，不亦晚乎？"这虽然只是从思想方法上的一种概述而没有预防医学的具体内容，但作为一种指导思想对后世的医疗、保健却有深远影响。其次，有病早治的积极思想在《内经》中是很明确的，如谓"邪风之至，疾如风雨。故善治者治皮毛，其次治肌肤，其次治筋脉，其次治六腑，其次治五脏。治五脏者，半死半生也"。强调了有病早治的重要性。

辨证论治，是中医治病的一大特点，这种治疗思想起源于《内经》应该是迄今为止人所公认的了。《内经》强调治病"必伏其所主，而先其所因"，"有者求之，无者求之；盛者责之，虚者责之"，"必审五脏之病形，以知其气之虚实，谨而调之也"。这些论述，都是要求在辨明疾病实质的基础上，抓住主要矛盾制定治疗方案，它既不是单纯的病因疗法，也不是单纯的对症治疗，而是针对疾病发展到某一阶段的综合性治疗方法，这就是辨证论治的思想基础。此外，《内经》还注意到，由于病人的个体差异，患病时间的不同以及病人所处地理环境的不同，其治病的方法也应该有所变通，因此提出因人、因地、因时制宜的治疗原则，也就是后世简称的"三因制宜"，具体表述有"用寒远寒""用热远热""必先岁气，无伐天和",提示治病用药要因时制宜。"西北之气,散而寒之;东南之气,温而收之"。"北方者……其治宜灸焫;南方者……其治宜微针",提示治病要因地制宜。"耐毒者以厚药,不胜毒者以薄药",提示治病要因人制宜。这些"杂合以治,各得其所宜"的指导原则,体现了中医治病的灵活性及广泛的适用性。

七、《内经》中的药物、方剂学内容

《内经》是一部理论性医学著作,对于治病的具体方药记载较少,但对于药物理论、制方法则等仍然有所论述,并于书中各篇散在记有十三个方剂。在药物理论上,提出了药物的酸、苦、甘、辛、咸、淡五(六)味和寒、热、温、凉四气,并对药物性味的功能特点有所论述,谓"辛散、酸收、甘缓、苦坚、咸软","辛甘发散为阳,酸苦涌泄为阴","味厚者为阴,薄为阴之阳;气厚者为阳,薄为阳之阴。味厚则泄,薄则通;气薄则发泄,厚则发热"等等,这些内容与《神农本草经》中有关方药理论的论述一起,奠定了中药的理论基础,成为方药治疗学的重要理论依据。在方药的组织方面,提出"主病之谓君,佐君之谓臣,应臣之谓使"的制方法则,并根据病证的轻重、缓急、病位远近等制定了大、小、缓、急、奇、偶、复(重)七种方剂类型。

《内经》中的方剂共有十三首,后人称之为"《内经》十三方",这些方剂虽然比较简略,却是中医运用一种以上的药物组成复方的方剂治病的较早记载。从其内容来看,已涉及药物和方剂的多方面内容,如药物来源已经包括了植物、动物和矿物三类,剂型已有汤剂、酒剂、丸剂、膏剂等种类,并提到了温熨、砭刺和灸法等其他治法。方剂的治疗范围,包括了内科、外科和妇科等的病症。对方药的治病机理也有阐发,如谓兰草汤的治病机理为"除陈气也",生铁落饮的治病机理为"下气疾也",其所谓"除陈气",即是指兰草具有祛除陈腐壅热之气的功能;"下气疾"即是指生铁落的下气降逆作用很迅速。此外,还结合方药阐述疾病的病因、病机,如用乌鲗骨芦茹丸治疗血枯,论述血枯的成因说:"此得之年少时有所大脱血,若醉入房中,气竭伤肝,故月事衰少不来也。"从以上的内容来看,虽然其方药记载的数量并不多,但应用复方治病的规模和结构已经基本具备了,这就可以说明,当时关于中药组制方剂的理论及方法已经较为普遍地用于临床,这对以后中医方剂学的发展是有影响的。

辨证论治的群方之祖——《伤寒杂病论》

《伤寒杂病论》是中国医学发展史上第一部在中医基本理论指导之下的临床医学书籍，它能够融会贯通地把《黄帝内经》的中医理论运用到临床医学的实践中去，把辨证论治等原则大法，灵活而又具体地体现在对于外感疾病和内伤杂病的诊断、治疗过程中，可以说是理论与实践相结合的典范，书中记载的几百首方剂，具有很高的临床实用价值，受到历代以来临床医生的重用。宋代以后，随着该书的普及面越来越广，其影响也越来越大，尤其是明清以后，医学界都喜欢称该书中的治病方剂为"经方"，尊称该书的作者张仲景为"医圣"。

本书的作者，姓张，名机，字仲景，约生活于公元150—219年，东汉南郡涅阳（今河南省南阳市）人。据史料记载，曾学医于同郡张伯祖，又曾出任长沙太守，因此，后世有人以"南阳"或"长沙"代指其名。张仲景生当东汉末年的乱世，当时大多数士族阶层的人们都热心于追逐名利、权势，很少留心于医药，张仲景在该书的自序中说，"怪当今居世之士，曾不留神医药，精究方术，上以疗君亲之疾，下以救贫贱之厄，中以保身长全，以养其生。但竞逐荣势，企踵权豪，孜孜汲汲，惟名利是务。崇饰其末，忽弃其本，华其外而悴其内"，同时，在这种社会状态下的医生们，又"不念思求经旨，以演其所知"，而只是"各承家技，始终顺旧"，诊断病人"按寸不及尺，握手不及足，人迎、趺阳，三部不参；动数发息，不满五十。短期未知决诊，九候曾无仿佛"，"省病问疾，务在口给，相对斯须,便处汤药",以这样的诊疗水平和行医风气,其"欲视死别生,实为难矣"。另一方面,由于当时灾疫频频流行,患"伤寒"而死者很多,张仲景家族的二百多口人,在不到十年的时间里,就病死了三分之二,"余宗族素多,向余二百,建安纪年以来,犹未十稔,其死亡者,三分有二,伤寒十居其七"。面对这种状况,张仲景"感往昔之沦丧,伤横夭之莫救,乃勤求古训,博采众方,撰用《素问》《九卷》《八十一难》《阴阳大论》《胎胪药录》,并平脉、辨证,为《伤寒杂病论》,合十六卷。虽未能尽愈诸病,庶可以见病知源。若能寻余所集,思过半矣"。这便是张仲景《伤寒杂病论》成书的社会背景及其经过。

可惜由于当时的社会动荡,民生凋敝,张氏的原书并没有在当时广泛传开,经过大约近百年的时间,其中论述"伤寒"的部分,经由魏晋间王叔和的编排整理,作十卷,名为《伤寒论》,才逐渐流传于社会。而论述"杂病"的部分,则到了更晚的北宋治平年间,由校正医书局的孙奇、林亿等人,根据仁宗时翰林学士王洙从名为《金匮玉函要略方》的古传本蠹简中辑校出来的文献资料,重新加以整理校订,作三卷,名为《金匮要略方论》流传下来。

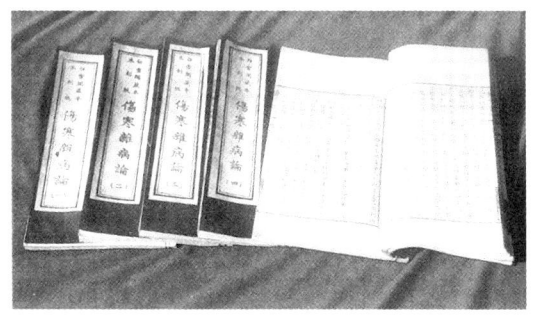

《伤寒杂病论》书影

《伤寒杂病论》对中医学的突出贡献,应当是在疾病的诊断和治疗方面。《伤寒论》一书,侧重于讨论外感疾病的证治,该书在《素问·热论》有关伤寒三阳、三阴的传变发展及其证候表现的基础上,做了更进一步的系统归纳和充实,运用太阳、阳明、少阳、太阴、少阴、厥阴六经辨证的方法,通过对以风寒之邪为主要病因的外感疾病的讨论,系统总结了太阳病、阳明病、少阳病、太阴病、少阴病、厥阴病的传变规律,各发展阶段的证候特点,并且制定了不同发展阶段各种证候的治疗方药,在治疗的具体方法上,创立了发汗法、清热法、和解法、催吐法、攻下法、温里散寒法、回阳救逆法等丰富的治病方法,确定了外感病以六经为纲的辨证论治体系,同时还讨论了以"伤寒"为原始病因或诱因的各种变证的诊断和治疗,使外感伤寒病各个阶段的主证、兼证、变证的临床辨治体系趋于完备。

《金匮要略方论》主要讨论了内科杂病和少部分的妇科、外科病的证治,与"伤寒"以六经为辨证论治的纲领相对,"杂病"部分则以脏腑、经络为诊断与治疗的核心,用辨病与辨证相结合的方法,讨论了诸如淋证、血证、虚劳、血痹、痰饮、咳嗽、寒疝腹痛、奔豚气、阴狐疝、胸痹心痛、历节风、呕吐、霍乱、疟疾、肠痈、症瘕积聚、妇人妊娠、产后诸病等共 60 多种内科、外科、妇科病证的病因、病机和诊断、治疗。其中对于病因的概括认识,从总体上提出三因致病的学说,"千般疢难,不越三条,一者,经络受邪,入脏腑,为内所因也;二者,四肢九窍,血脉相传,壅塞不通,为外皮肤所中也;三者,房室、金刃、虫兽所伤。以此详之,病由都尽",对后世中医病因学的发展有一定影响。在该书相当于总论的第一篇中,强调了未病先防、有病早治的重要性,"若人能养慎,不令邪风干忤经络;适中经络,未流传脏腑,即医治之;四肢才觉重滞,即导引、吐纳、针灸、膏摩,勿令九窍闭塞;更能无犯王法、禽兽灾伤,房室勿令竭乏,服食节其冷、热、苦、酸、辛、甘,不遗形体有衰,病则无由入其腠理"。其后对于各种疾病的诊断和治疗,不仅提供了总的认识疾病的思路和方法,提出治疗疾病的基本原则,而且还记载了很多具体的治疗疾病的方药,因此可以说,《伤寒杂病论》一书是临床中医学的始祖,它第一次比较全面系统地讨论了临床疾病的诊断、治疗,示人以组方配伍及随症加减用药的方法。

《伤寒杂病论》的方剂,一般都具有药味精简、配伍严谨、主治明确的特点,因此也都具有很高的临床疗效,诸如麻黄汤治疗恶寒发热、头痛身痛的外感风寒表实证,小青龙汤治疗痰饮兼外感,白虎汤治疗阳明发热,茵陈蒿汤治疗湿热黄疸,黄土汤治疗大便下血,白头翁汤治疗热毒痢疾,桃花汤治疗虚寒泄泻,大建中汤治疗寒疝腹痛,肾气丸治疗肾虚消渴,以及麻黄杏仁石膏甘草汤、大青龙汤、大承气汤、炙甘草汤、大黄牡丹皮汤、当归芍药散、桂枝茯苓丸等等,都是久经临床验证、屡用屡效的治病方剂。另外,书中对治疗疾病的方式方法和手段的记载也是丰富多彩的,除汤、丸、散剂内服和针灸治疗外,还有温熨、坐药、洗浴、鼻内用药、肛门用药、滴耳剂、浸足和食疗等多种治法,这些多种多样的治病方法,对晋、唐时期的临床医学影响很大。《伤寒杂病论》的治病方剂使中药的复方剂型形成了相当的规模,而成为后世临床中医学的典范,后世医家将其所创制的方剂誉为众方之祖是不过分的。

张仲景作为东汉末年的一位杰出的临床医学大家,创造性地发展了《内经》的医学理论,使《内经》中有关医学的思想观念、理论方法、指导原则等内容与临床实践密切地结合起来。其《伤寒杂病论》的出现,可以说是中国医学发展史上的一个里程碑,它标志着临床中医学理、法、方、药体系的确立。张仲景对传统中医学的贡献是名垂千古的。

悬壶济世

本草药物学的源头活水——《神农本草经》

《神农本草经》是迄今所知中医药发展史上第一部成体系的本草药物学专著,现在一般认为,其汇集成书的年代应在两汉时期。但原书早已失传,现在所能见到的《神农本草经》,是明清时期以至于近代的一些学者,如卢复、孙星衍、孙冯翼、顾观光、王闿运、姜国伊,及日本人森立之等人,从传世的其他文献资料中,如《名医别录》《证类本草》《本草纲目》《千金方》《医心方》《唐本草》《本草和名》《淮南子》《抱朴子》《太平御览》《尔雅》《说文解字》等书中辑复整理而来,辑复的该书有三卷本和四卷本的不同,内容及前后次序也略有出入。该书记载了 365 种药物,包括植物药 252 种、动物药 67 种、矿物药 46 种(此据顾观光辑本统计之数),每种药物一般都记述其药性、效用、主治病证、与其他药物的配伍宜忌、产地、采收时节等内容,其中记载的不少药物,其疗效被后世中医临床所证实而沿用不衰,并且,随着中医药学科的现代发展,有些药物被现代药理学明确证实了其中的有效成分。此外,书中还记述了药物复方运用的配伍法则,临床用药的指导原则等理论性内容,及药物的采集、加工方法等。此书对于后世中医学本草药物方面的发展而言,犹如一泓历久弥新的源头活水,后世日益发展壮大以至洋洋大观的本草药物学著作,都是在此书的基础上发展、扩充而来。

该书在用药理论方面,指出了药物的四气、五味,不同剂型的功效特点,药物之间的相互作用,君臣佐使的复方配伍运用,病证及其在人体位置的不同与服药时间的关系,药物用量的多少与病情轻重的关系等等,对这些内容都有简要的提示,虽然用字不多,却都是关键肯綮所在。简要略举一些,如谓"药有酸、咸、甘、苦、辛五味,又有寒、热、温、凉四气,及有毒、无毒","药有君、臣、佐、使,以相宣摄,合和宜用一君、二臣、三佐、五使","药有阴阳配合……有单行者,有相须者,有相使者,有相畏者,有相恶者,有相反者,有相杀者。凡此七情,合和视之,当用相须、相使者良,勿用相恶、相反者。若有毒宜制,可用相畏、相杀者,不尔,勿合用也","药性有宜丸者,宜散者,宜水煮者,宜酒渍者,宜膏煎者,亦有一物兼宜者,亦有不可入汤、酒者。并随药性,不得违越","疗寒以热药,疗热以寒药。饮食不消,以吐、下药;鬼疰、蛊毒,以毒药;痈肿疮瘤,以疮药。……各随其所宜","病在胸膈以上者,先食后服药。病在心腹以下者,先服药而后食。病在四肢、血脉者,宜空腹而在旦。病在骨髓者,宜饱满而在夜","若用毒药疗病,先起如黍粟,病去即止。不去,倍之;不去,十之。取去为度"。这些记述都很精辟,其中关于药物之间的相互作用、相互影响,即后人谓之"七情和合"的论述,对后世中药的复方配伍组合,产生了巨大影响,因为不同药物之间的配伍组合之后,会使其性能、功效发生很大变化,有的共同使用就能相互辅佐,发挥更大的功效,甚至比各自单独使用的效果强上数倍;有的两药相遇则一方会减小另一方的药性,使其难以发挥作用;有的药可以减去另一种药物的毒性,常在炮制加工有毒药物时或者在复方中制约另一种药的毒性时使用;有的两种药品本身均无毒,但两药相遇则会产生很大的毒性,损害身体等等,这都是古人在长期以来的用药实践中发现、认识、总结出来的宝贵经验,当然,随着临床用药实践的不断探索和检验,原书的有些讲法也有不准确的。

对药物的炮制加工与剂型的记述,指出有的药物适宜做汤剂，有的药物适宜做散剂，有的药物适宜做丸剂，有的药物适宜做药酒，也有的药物适宜做各种剂型，如说消石宜"炼之如膏"，葡萄"可作酒"，白术、苍术可"作煎饵"，牛角、牛胆"可入丸药"，茺蔚子"可作浴汤"（外用洗剂），白芷"可作面脂"（面膜或面部涂抹膏剂），露蜂房"火熬之良"，雷丸宜"作膏摩，除小儿百病"，等等，也都是古人用药的经验总结。又对有毒药物的使用持非常谨慎的态度，主张先从微量、小量开始，若病邪不能消除再逐渐加大用量，病邪消除后即刻停止使用。

其对于药物的宏观分类，是根据药物对人体作用的不同，分为上、中、下三品，"上药一百二十种，为君，主养命以应天，无毒。多服、久服不伤人。欲轻身、益气，不老延年者，本上经"，这一类大多属于滋补强壮之品，如人参、甘草、地黄、大枣、阿胶、龟甲等，可以久服。"中药一百二十种为臣，主养性以应人，无毒、有毒，斟酌其宜，欲遏病、补虚羸者，本中经"，此类药无毒或有毒，其中有的能补虚扶弱，如百合、当归、葛根、龙眼、鹿茸等；有的能抗病祛邪，如黄连、麻黄、知母、白芷、黄芩等；还有些药物既无明显的补益作用，也无明显的祛邪作用，主要是用来调整阴阳气血不平衡的脏腑功能状态。"下药一百二十五种为佐、使，主治病以应地，多毒，不可久服，欲除寒热邪气，破积聚，愈疾者，本下经"，此类药物的药性往往峻猛悍烈，有毒者居多，能驱除病邪，荡涤积滞，如大黄、乌头、蜈蚣、水蛭、甘遂、巴豆等，不可久服。

其中对各种药物具体功效的记载，是该书内容的主体，也是占篇幅最多的部分。各种药物所治疗的疾病、证候、症状达到一百多种，范围涉及内科、外科、妇科、五官科等，如人参补益虚损，麻黄止咳平喘，柴胡退热，黄芩、黄连止痢疾，茵陈蒿治疗黄疸，海藻治疗瘿瘤（地方性甲状腺肿），蛇床子治疗妇人阴痒、阴疮，牛膝堕胎，水银治疗疥疮等皮肤疾病，大黄可以荡涤肠胃积滞、留饮宿食，破除瘀血、血闭等，诸如此类的记述不胜枚举。而其中像麻黄平喘，黄连止痢的功效，已被现代药物学研究明确地证实了其中的有效成分。

由于时代背景、社会文化氛围、认识水平等因素的影响，书中的有些内容也存在错误或缺憾之处，如在神仙不死观念的引导下，记述了一些服石、炼丹、修仙等方面的内容，并把一些对人体有毒的矿物药如雄黄、水银等列为上品，说长期服用有延年益寿的功效；又对有些药物功效的表述，如说商陆可以"杀鬼精物"等等，类似的讲法或者是错误的，或者是容易引起人们的误解而引入歧途。

原典选读

《尚书·洪范》(节选)

初一曰五行,次二曰敬用五事,次三曰农用八政,次四曰协用五纪,次五曰建用皇极,次六曰乂用三德,次七曰明用稽疑,次八曰念用庶征,次九曰向用五福,威用六极。

一、五行:一曰水,二曰火,三曰木,四曰金,五曰土。

水曰润下,火曰炎上,木曰曲直,金曰从革,土爱稼穑。

润下作咸,炎上作苦,曲直作酸,从革作辛,稼穑作甘。

《左传·昭公元年》

晋侯求医于秦。秦伯使医和视之,曰:"疾不可为也,是谓近女室,疾如蛊。非鬼非食,惑以丧志。良臣将死,天命不佑。"公曰:"女不可近乎?"对曰:"节之。先王之乐,所以节百事也,故有五节。迟速本末以相及,中声以降。五降之后,不容弹矣。于是有烦手淫声,慆堙心耳,乃忘平和,君子弗听也。物亦如之。至于烦,乃舍也已,无以生疾。君子之近琴瑟,以仪节也,非以慆心也。天有六气,降生五味,发为五色,征为五声,淫生六疾。六气曰阴、阳、风、雨、晦、明也。分为四时,序为五节,过则为灾:阴淫寒疾,阳淫热疾,风淫末疾,雨淫腹疾,晦淫惑疾,明淫心疾。女,阳物而晦时,淫则生内热惑蛊之疾。今君不节不时,能无及此乎?"

《素问·天元纪大论》(节选)

夫五运阴阳者,天地之道也,万物之纲纪,变化之父母,生杀之本始,神明之府也。……故物生谓之化,物极谓之变;阴阳不测谓之神;神用无方谓之圣。

太虚廖廓,肇基化元,万物资始,五运终天,布气真灵,总统坤元,九星悬朗,七曜周旋。曰阴曰阳,曰柔曰刚,幽显既位,寒暑弛张,生生化化,品物咸章。

《素问·五运行大论》(节选)

岐伯曰:……夫变化之用,天垂象,地成形,七曜纬虚,五行丽地。地者,所以载生成之形类也。虚者,所以列应天之精气也。形精之动,犹根本之与枝叶也,仰观其象,虽远可知也。

帝曰:地之为下,否乎?岐伯曰:地为人之下,太虚之中者也。

帝曰:凭乎?岐伯曰:大气举之也。燥以干之,暑以蒸之,风以动之,湿以润之,寒以坚之,火以温之。……

帝曰:寒暑燥湿风火,在人合之奈何?其于万物何以生化?

岐伯曰:东方生风,风生木,木生酸,酸生肝,肝生筋,筋生心。其在天为玄,在人为道,在地为化,化生五味,道生智,玄生神,化生气。神在天为风,在地为木,在体为筋,在气为柔,在脏为肝。其性为暄,其德为和,其用为动,其色为苍,其化为荣,其虫为毛,其政为散,其令宣发,其变摧拉,其眚为阴,其味为酸,其志为怒。怒伤肝,悲胜怒;风伤肝,燥胜风;酸伤筋,辛胜酸。

《素问·金匮真言论》(节选)

所谓得四时之胜者,春胜长夏,长夏胜冬,冬胜夏,夏胜秋,秋胜春。所谓四时之胜也。

东风生于春,病在肝,俞在颈项;南风生于夏,病在心,俞在胸肋;西风生于秋,病在肺,俞在肩背;北风生于冬,病在肾,俞在腰股;中央为土,病在脾,俞在脊。

故曰:阴中有阴,阳中有阳。平旦至日中,天之阳,阳中之阳也;日中至黄昏,天之阳,阳中之阴也;合夜至鸡鸣,天之阴,阴中之阴也;鸡鸣至平旦,天之阴,阴中之阳也。故人亦应之。

夫言人之阴阳,则外为阳,内为阴。言人身之阴阳,则背为阳,腹为阴。言人身之脏腑中阴阳,则脏者为阴,腑者为阳。肝心脾肺肾五脏皆为阴,胆胃大肠小肠膀胱三焦、六腑皆为阳。

帝曰:五脏应四时,各有收受乎?

岐伯曰:有。东方青色,入通于肝,开窍于目,藏精于肝。故病在头。其味酸,其类草木,其畜鸡,其谷麦。其应四时,上为岁星,是以知病之在筋也。其音角,其数八,其臭臊。

南方赤色,入通于心,开窍于舌,藏精于心,故病在五脏。其味苦,其类火,其畜羊,其谷黍,其应四时,上为荧惑星。是以知病之在脉也。其音徵,其数七,其臭焦。

中央黄色,入通于脾,开窍于口,藏精于脾,故病在脊。其味甘,其类土,其畜牛,其谷稷,其应四时,上为镇星。是以知病之在肉也。其音宫，其数五，其臭香。

西方白色，入通于肺，开窍于鼻，藏精于肺，故病在背。其味辛，其类金，其畜马，其谷稻，其应四时，上为太白星。是以知病之在皮毛也。其音商，其数九，其臭腥。

北方黑色，入通于肾，开窍于二阴，藏精于肾，故病在谿。其味咸，其类水，其畜彘，其谷豆，其应四时，上为辰星。是以知病之在骨也。其音羽，其数六，其臭腐。

《素问·异法方宜论》

黄帝问曰：医之治病也，一病而治各不同，皆愈，何也？

岐伯对曰：地势使然也。故东方之域，天地之所始生也，鱼盐之地。海滨傍水，其民食鱼而嗜咸，皆安其处，美其食。鱼者使人热中，盐者胜血。故其民皆黑色疏理，其病皆为痈疡。其治宜砭石，故砭石者，亦从东方来。

西方者，金玉之域，沙石之处，天地之所收引也。其民陵居而多风，水土刚强。其民不衣而褐荐，华食而脂肥，故邪不能伤其形体，其病生于内。其治宜毒药，故毒药者亦从西方来。

北方者，天地所闭藏之域也。其地高陵居，风寒冰冽。其民乐野处而乳食，脏寒生满病。其治宜灸焫。故灸焫者，亦从北方来。

南方者，天地所长养，阳之所盛处也。其地下，水土弱，雾露之所聚也。其民嗜酸而食胕，故其民皆致理而赤色，其病挛痹。其治宜微针，故九针者，亦从南方来。

中央者，其地平以湿，天地所以生万物也众。其民食杂而不劳，故其病多痿厥寒热。其治宜导引按跷，故导引按跷者,亦从中央出也。

故圣人杂合以治,各得其所宜,故治所以异而病皆愈者,得病之情,知治之大体也。

《灵枢·本神》(节选)

故生之来谓之精,两精相搏谓之神,随神往来者谓之魂,并精而出入者谓之魄,所以任物者谓之心,心之所忆谓之意,意之所存谓之志,因志而存变谓之思,因思而远慕谓之虑,因虑而处物谓之智。

故智者之养生也,必顺四时而适寒暑,和喜怒而安居处,节阴阳而调刚柔,如是则僻邪不至,长生久视。

《灵枢·天年》(节选)

黄帝曰:人之寿百岁而死,何以致之?……其气之盛衰,以至其死,可得闻乎?

岐伯曰:人生十岁,五脏始定,血气已通,其气在下,故好走。二十岁,血气始盛,肌肉方长,故好趋。三十岁,五脏大定,肌肉坚固,血脉盛满,故好步。四十岁,五脏六腑十二经脉,皆大盛以平定。腠理始疏,荣华颓落,发鬓斑白,平盛不摇,故好坐。五十岁,肝气始衰,肝叶始薄,胆汁始减,目始不明。六十岁,心气始衰,苦忧悲,血气懈惰,故好卧。七十岁,脾气虚,皮肤枯。八十岁,肺气衰,魄离,故言善误。九十岁,肾气焦,四脏经脉空虚。百岁,五脏皆虚,神气皆去,形骸独居而终矣。

《伤寒杂病论》(光绪桂林古抄本节选)

凡伤寒之病,多从风寒得之。始表中风寒,入里则不消矣。未有温覆当而不消散者,不在证治,拟欲攻之,犹当先解表,乃可下之。若表未解,而内不消,必非大满,犹有寒热,则不可下。若表已解,而内不消,大满,大实,腹坚,中有燥屎,自可下之。虽四五日,数下之,不能为祸也。若不宜下,而便攻之,则内虚热入,协热遂利,烦躁诸变,不可胜数,轻者困笃,重者必死矣。

夫阳盛阴虚,汗之则死,下之则愈;阳虚阴盛,汗之则愈,下之则死。如是,则神丹安可以误发,甘遂何可以妄攻?虚盛之治,相背千里,吉凶之机,应若影响,岂容易哉!况桂枝下咽,阳盛即毙;承气入胃,阴盛以亡,死生之要,在乎须臾,视身之尽,不暇计日。此阴阳虚实之交错,其候至微;发汗吐下之相反,其祸至速。而医术浅狭,懵然不知病源,为治乃误。使病者殒殁,自谓其分,至令冤魂塞于冥路,死尸盈于旷野,仁者鉴此,岂不痛欤!

脉盛身寒,得之伤寒;脉虚身热,得之伤暑。脉阴阳俱盛,大汗出,下之不解者死。脉阴阳俱虚,热不止者死。脉至乍数乍疏者死。脉至如转索,按之不易者其日死。谵言妄语,身微热,脉浮大,手足温者生。逆冷脉沉细者,不过一日死矣。此以前是伤寒热病证候也。

《金匮要略·藏府经络先后病脉证第一》（节选）

问曰：上工治未病，何也？师曰：夫治未病者，见肝之病，知肝传脾，当先实脾，四季脾旺不受邪，即勿补之。中工不晓相传，见肝之病，不解实脾，惟治肝也。

夫人禀五常，因风气而生长，风气虽能生万物，亦能害万物，如水能浮舟，亦能覆舟。若五脏元真通畅，人即安和。客气邪风，中人多死。千般疢难，不越三条：一者，经络受邪，入脏腑，为内所因也；二者，四肢九窍，血脉相传，壅塞不通，为外皮肤所中也；三者，房室、金刃、虫兽所伤。以此详之，病由都尽。

若人能养慎，不令邪风干忤经络；适中经络，未流传脏腑，即医治之。四肢才觉重滞，即导引、吐纳、针灸、膏摩，勿令九窍闭塞；更能无犯王法、禽兽灾伤，房室勿令竭乏，服食节其冷、热、苦、酸、辛、甘，不遗形体有衰，病则无由入其腠理。

《神农本草经·序例》（节选）

药有君、臣、佐、使，以相宣摄，合和者，宜用：一君、二臣、三佐、五使，又可一君，三臣，九佐、使也。

药有阴阳配合，子、母、兄、弟，根、叶、花、实，草、石、骨、肉。有单行者，有相须者，有相使者，有相畏者，有相恶者，有相反者，有相杀者。凡此七情，合和时视之，当用相须、相使者良，勿用相恶、相反者。若有毒宜制，可用相畏、相杀者，不尔，勿合用也。

药有酸、咸、甘、苦、辛五味，又有寒、热、温、凉四气，及有毒、无毒，阴干、曝干，采治时月生熟，土地所出，真、伪、陈、新，并各有法。

药有宜丸者，宜散者，宜水煮者，宜酒渍者，宜膏煎者，亦有一物兼宜者，亦有不可入汤酒者，并随药性，不得违越。

凡欲治病，先察其原，候其病机。五脏未虚，六腑未竭，血脉未乱，精神未散，服药必活。若病已成，可得半愈。病势已过，命将难全。

若用毒药治病，先起如黍、粟，病去即止。不去倍之；不去十之。取去为度。

治寒以热药，治热以寒药。饮食不消，以吐下药。鬼疰、蛊毒以毒药，痈肿创瘤以创药。风湿以风湿药各随其所宜。

病在胸膈以上者，先食后服药。病在心腹以下者，先服药而后食。病在四肢、血脉者，宜空腹而在旦。病在骨髓者，宜饱满而在夜。

夫大病之主，有中风，伤寒，寒热，温疟，中恶，霍乱，大腹水肿，肠澼下利，大小便不通，贲豚，上气，咳逆，呕吐，黄疸，消渴，留饮，癖食，坚积，症瘕，惊邪，癫痫，鬼疰，喉痹，齿痛，耳聋，目盲，金创，踒折，痈肿，恶疮，痔瘘，瘿瘤。男子五劳、七伤，虚乏、羸瘦，女子带下，崩中，血闭，阴蚀，虫蛇、蛊毒所伤。此皆大略宗兆。其间变动枝叶，各宜依端绪以取之。

群星璀璨　道贯长河
——历代中医人物漫笔

历代以来的中医学人,以悲悯的情怀,以济助苍生、挽救生命、解除病人痛苦为己任,在探究医学、治病救人的路上艰辛跋涉、勤奋耕耘,谱写出感人的事迹,撰著了数以千计的书籍。在这些值得后人铭记的先贤中,既有淡泊名利,终生默默地植根于民间的"苍生大医",也有仕途不顺,"不为良相,则为良医"的志士仁人,还有"穷则独善其身,达则兼济天下"之人,既在当朝为官,又在业余时间学医、治病。阅读本篇,普通读者至少可以开阔见闻,学医、行医之人或专业研究学者,相信会有所启发、借鉴。

群星璀璨　道贯长河

汉唐时期的医学人物

远古至先秦时期,已有不少医学人物传记故事的零散记载,如神农、黄帝、岐伯、伯高、雷公、巫彭、俞柎(一作跗)、扁鹊等,却大多缺少翔实、确凿的史料,有些内容带有民间传说或神话色彩。本书所写人物从汉代开始,基本都有明确的来源出处及史料。中国古代医学发展史上的优秀医家,除此处介绍的以外还有很多,如刘完素、李杲、张从正、吴有性、张景岳、王清任等等,限于篇幅,以下只作部分介绍。

一、华佗

华佗,字元化,又名旉,沛国谯(今安徽省亳州市)人,大约生活在公元145—208年。由于医术全面,药到病除,人们将他与董奉、张仲景并称为"建安三神医"。一个饶有意味的现象是，现在很多人知道华佗的大名并非因为了解他这个"神医"有多全面的医术，或者有哪些药到病除的医学事迹，而是因为知道了"麻沸散"或者是《三国演义》中他和曹操之间的恩怨。

《三国演义》对于华佗的描写不多，但现在关于华佗之死流传最广的一种说法好像就源于此：曹操患有很严重的头风之疾，久治不愈。一日，他召见华佗为自己诊治，并问他有什么根除的办法。华佗就建议曹操服用"麻沸散"，然后通过手术取出头中的病根。多疑的曹操听完大怒，认为这是华佗想伺机谋杀自己，于是派人将华佗杀死。因此很多人由这段记述记住了"麻沸散"，知道了一代名医的无辜惨死，知道了曹操的多疑和暴虐。那么什么是"麻沸散"呢？

据《三国志》记载，对于病邪郁积的患者，当针石汤药都无补于事的时候，华佗就考虑手术切除的方法为他们祛除病患。手术前，他会让患者服下"麻沸散"，一时三刻以后，患者就会像醉死一样失去知觉，于是他就切除病人体内的病理产物，再缝上刀口、涂抹药膏。患者醒了以后也没什么疼痛，几日之后伤口痊愈，再经过休养，就完全康复了。可见，"麻沸散"是一种让病人口服之后如同醉死的药物，使用它的目的是利于手术的顺利进行并减少病人手术的痛苦，论性质，它和现在医学中使用的麻醉剂十分类似，而它的发明者就是华佗。实际上，这种酒服"麻沸散"进行外科手术的方式是世界全身麻醉手术的先例，比欧美始于十八世纪初的全身麻醉手术技术早了一千六百余年，所以华佗也被后人尊为"外科鼻祖"、"外科圣手"。但从《三国演义》的记载来看，华佗怎么也没想到这种高超的救人之术却给自己带来了杀身之祸，那么华佗真的是因此而死的吗？

《三国志》对于华佗的死因有另一种记载：华佗奉命去做

侍医为曹操医治头风,但由于思乡心切,他就假借探望生病的妻子为由请假回家了。结果曹操屡次召他返回,华佗始终以妻子病未痊愈为借口延长假期。多疑的曹操派使者前去探望华佗,并命令说,如果华佗的妻子真的生病,就对华佗予以赏赐,如果发现他在说谎,就把他押送回朝严惩不贷。使者去了华佗家,发现华佗果然在说谎,就遵照曹操的命令把华佗押送回去、关进监狱。曹操认为华佗这是凭借自己高超的医术恃才而骄,对他的王权予以蔑视,就下令处死华佗。

《三国演义》是明代的演义小说,虽以《三国志》为最初底本,但从体裁来看,小说是可以有大量杜撰内容存在的,而《三国志》属于正史的范畴,成书年代又距华佗所处时代不远,由此推知,《三国志》中论及华佗死因的记述应更真实。而从《三国志》来看,华佗高超的医术确实无愧于"神医"的称呼。比如,据记载,有一个叫严昕的人和朋友一起去拜访华佗,通过对他面色的观察,华佗判断出此人已得了急病,叮嘱他千万不要喝酒。可严昕不以为然,结果在回家的路上就发病,当晚就魂归西天了。这说明华佗有很强的望诊能力,有时仅通过一个人的面色就能预知疾病的发展过程。再比如,两名军吏——倪寻和李延——在一起居住,他们于同一天表现为身热头痛,可华佗却开具了不同的药方将他们治愈:儿寻用的是泻下之药,李延用的是发汗药。于是有人问华佗为什么会同症不同药?华佗说,因为两人虽表现出的症状相同,但是儿寻是里热证导致的头疼,所以一定要用泻下办法;李延是表证,所以用发汗的方法治疗。这也是对辨证论治的一种较早的运用。

在《三国志》中,华佗救死扶伤的案例不胜枚举,我们不难看出他的医术非常全面。吴普和樊阿是华佗的得意弟子,继承了华佗宝贵的医学经验。其中,樊阿长于针灸之术,虽然远未及华佗的高超水平,却已经在当时声名远播;而相传吴普活到九十岁仍旧齿牙坚固、身手矫健,其中的一个奥秘就在于每天坚持练习华佗传授的"五禽戏"。可见华佗的医术应是多么高妙,无怪乎现在很多人每看到医术高超的医生常称呼其为"华佗在世"或者称誉他为"当世华佗"。但遗憾的是,在华佗被关押的时候,由于胆小怕事的狱卒拒绝了为他保管书稿的嘱托,伤心的华佗焚毁了全部书稿,所以对于华佗的医学思想和行医方法我们现在只能从吴普所著的《吴普本草》以及一些史料文献的零散记载中窥探了。

二、张仲景

"医圣"张仲景可以说是中国医学史上的一座丰碑。他名机,字仲景,约生于汉桓帝和平元年(150),卒于汉献帝建安二十四年(219),涅阳县(今河南邓州市穰东镇)人,由于曾在长沙做过太守,又被称为"张长沙"。所著《伤寒杂病论》不但提到了很多方剂类型,还为中医的辨证论治思想奠定了理论基础,对后世医学发展起到了巨大的推动作用。

张仲景出生在一个没落的官僚家庭,生逢乱世,却少年勤勉,立志为医。所谓:"大兵之后,必有灾年。"连年征战致使哀鸿遍野,瘟疫盛行,这种惨状曹植在《说疫气》中有所详述:"建安二十二年,疠气流行。家家有僵尸之痛,室室有号泣之哀,或阖门而殪,或覆族而丧。"瘟疫的流行常常使一个家族满门尽丧,包括张仲景的家族在内,也

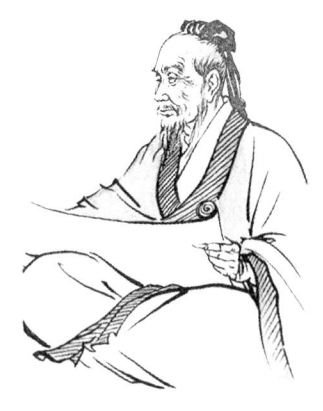

张仲景画像

是因为瘟疫作祟,在十年间从二百余人锐减为原来的三分之一。并且其中大部分人是死于伤寒病。这种民不聊生的惨状和失去亲人的悲伤让张仲景立志找出救世的良方,于是他"勤求古训,博采众方",终于在多年苦心钻研下写成了经典之作《伤寒杂病论》。

《伤寒杂病论》是中医史上现存第一部关于临床治疗方面的书籍。这本书中所说的伤寒是指由寒邪而导致的发热性疾病,与我们现代医学所说的伤寒(由细菌引起的肠道传染病)并非同一概念。在这本书里,张仲景将外感热病的症状细化为六个证候和八个辨证纲领,用以分析疾病的发展演变阶段,进行辨证性治疗。六个证候即六经,包括:太阳、阳明、少阳、太阴、厥阴、少阴。八个纲领指的是:阴、阳、表、里、寒、热、虚、实。由于病变的每个阶段有相同的症状并衍生变化,就可以针对某一阶段有的放矢地选择用药、进行治疗。这就是"六经辨证"的思想,强调统观全局、综合分析病症来把握病理的本质。由于患者体质不同、抵抗能力有所差异,各种病邪入侵体内的深浅程度、病势缓急都有不同,所以根据具体情况采取个体化的分析和治疗显得尤为必要。张仲景提出的这种辨证论治的思想观念对临床实践具有深远的指导作用,而这实际也是在他多年医学实践的基础上总结而出的。

据记载,有病人因便秘多时,不思饮食,身体虚弱,求诊于张仲景。张仲景并没有像其他医生一样,以泻药对他加以施治,而是把蜂蜜煎干做成细条,制成药锭,塞进病人肛门。对此大家多有不解。张仲景解释说,因为病人太虚弱,不适合用泻下的方法排出体内高热,而这种方法,当药锭在肠内融化就把热邪随体内废物一同排除,病人就会很快痊愈。可见他始终以这种辨证论治的思想治病救人,而这个故事实际是我国对肛门栓剂通便法进行应用的迄今可考的较早记录。

在《伤寒杂病论》中,张仲景记录了很多治疗方法并将很多富有创造性的方剂收录其中,所以该书又有"方书之祖"的美誉。据查证,书中所录的三百多方,药物配伍精炼,主治明确。如柴胡汤、麻黄汤、青龙汤、白虎汤、桂枝汤、麻杏石甘汤等都是著名方剂,至今仍用于临床,疗效显著。此外,他还注意搜集民间疗法,将对自缢、食物中毒等救治的方法也收录其中,可看做对方剂的补充。可以说,《伤寒杂病论》为我国方剂学的发展也奠定了基础,为历来中医学研究者所推崇。其影响超越了国界,对亚洲各国,特别是日本影响深远。据传,日本历史上的"古方派"即专宗张仲景,时至今日,在日本中医界,张仲景方仍然倍受欢迎。仲景方仍是他们的汉方处方和成药制剂的主流。

张仲景一生用他精湛的医术救治了无数百姓,为我国医学发展作出了巨大的贡献。很多地方的百姓在他去世以后为他修祠立像来感念他的恩德、表达对他的尊崇。特别是位于他河南故里的"南阳医圣祠",民众时常自发前往拜谒、纪念。"瞻仰医圣""叠纸求医""摸羊头""接圣水"等是祭祀医圣的主要活动内容。而这一祭祀活动已入选河南省首批非物质文化遗产名录。

三、皇甫谧

皇甫谧是中国古代医学史上为数不多的医学、文学兼通的名家之一。他名静,字士安,自号玄晏先生。生于建安二十年(215),卒于太康三年(282),生活于我国由魏入晋的动乱年代。

皇甫谧的身世比较坎坷。他本出生于东汉的名门望族,曾祖是汉太尉皇甫嵩,但在他出生之时,家道已经衰败。皇甫谧在幼年就过继给了叔父,并随之从安定朝那(朝那,音zhū nuó,今甘肃平凉,又作灵台)迁居河南新安(今河南渑池附近)。和那些少年立志为医、勤勉苦读的医家不同,他的大部分少年时光是在游荡无度中度过,直到20多岁的某一天,他的继母对他进行了一番涕泪交流的教育,他才从此洗心革面,走上了好学之路。那天孝顺的皇甫谧给继母送了新鲜的瓜果,他的继母不但没有感动,反而哭着说,你拿再好的东西奉养我都不是真正的孝顺,因为我看着你这么大年纪还游手好闲,一点也不觉得安慰。以前的孟母三迁就是为孟子营造好的环境,你这么不求上进,可能是我这个母亲没有尽到责任。继母的话让皇甫谧羞愧不已,从此发奋读书,手不释卷,几年的努力之后他就成为当时知名的学者。

皇甫谧性格沉静,寡言笃学,却没有功名利禄之想。近而立之年时,他发现史料中的汉前纪年缺失,就博览群书,辗转经案之旁著成《帝王世纪》《年历》等书,弥补史料不足和编年的缺失。四十多岁的时候,他因患有风疾,潜心医学,著成《针灸甲乙经》,从此声名鹊起。时任魏相的司马昭慕其名望,征召他做官,皇甫谧虽然过着拮据的生活却婉言拒绝。后来晋武帝又多次征召他入朝为官,都被皇甫谧上疏巧言拒绝。武帝爱其才华,送给他很多书,皇甫谧从此醉心学术、潜心著述,晚年著成《笃终论》,并将《黄帝针灸甲乙经》刊发经世。

民间有句俗语叫"久病成医",《针灸甲乙经》可以看作是皇甫谧久病之后对医学辛勤探索的辛苦之作。魏晋时期很多人认为"寒食散"是一种可以强身健体、帮助人们得道成仙的良药,于是服食成风。事实上,身轻体健的感觉只是服食之后非常短期的效应,长期服食"寒食散"会导致体内燥热,严重者中毒而死。皇甫谧就因卷入了这种时弊,长期服食寒食散患上了严重的"风痹症"（近似于现在的痛风），于是他苦心钻研针灸，以期缓解病痛。经过对《素问》《针经》《明堂孔穴针灸治要》三部医书的综合比较，他发现三本书虽有互补却也有重复与论说不到之处。于是他删繁就简，又结合自己的实际经验，编写成对后世影响深远的《针灸甲乙经》。这部书共128篇，对经络腧穴做了相对全面的整理研究，并校正了当时的腧穴总数的穴位654个（包括单穴48个），还对各部穴位的适应证和禁忌加以说明，详细记述了操作方法，是我国现存最早的一部理论联系实际的针灸学专著，被称做"中医针灸学之祖"，为后世研究针灸、经络学提供了依据，唐代太医署即以此书为教材教授针灸学。后来，该书还流传至日本、朝鲜等国，在国际上也产生深远影响。

四、王叔和

王叔和是汉末晋初著名医家，生活于公元201年到公元280年，名熙，高平（今山西省高平市）人，一说今山东邹城东南人。在中国古代医学史上，他的主要贡献是整理了《伤寒论》、著述了《脉经》。

王叔和自幼兴趣广泛，少年通晓经史百家。后来为避战乱，随家移居荆州，并结识了张仲景的弟子卫汛。受卫汛熏染，王叔和逐渐对医学产生了兴趣，并从此钻研医道。他为人沉静，能潜心医学，深究病源，尊重古法又不拘泥于古法，喜欢转益多师。在博采众长之后，王叔和医术日渐精进，终于名噪一时。相传，他曾被推选为曹操的随军医生。随后又任王府侍医、皇室御医等职，还曾被提升为太医令。

王叔和尤其擅长脉诊，治好了许多疑难杂症，特别是在当太医令时，他有机会阅读了大量医药学著作。在吸收扁鹊、华佗、张仲景等众多医家的脉诊理论学说基础之上，经过几十年的潜心钻研,并结合自己的临床经验,终于写成了《脉经》这部我国第一部完整而系统的脉学专著。该书分为十卷,98篇,共计十万余字,是对西晋以前脉学经验的系统总结。这部书将脉的生理、病理变化类列为脉象24种,使脉学正式成为中医诊断疾病的一门科学。

由于所处时代动乱,连年征战使很多宝贵文献散佚不全,张仲景所著的《伤寒杂病论》也未能逃过这种噩运。面对这种情况,时任太医令的王叔和不遗余力地四处搜集,并对所搜集文献悉心整理,终于使这部伟大的医学著作得以保存并传世。我们今天所见的《伤寒论》就是王叔和对《伤寒杂病论》中关于伤寒部分的整理,具有重要历史价值。

此外,王叔和对于养生也有独到而精辟的见解,主张从起居饮食方面进行调摄,以求长寿,祛病延年。比如他认为饮食要适量,切忌过于杂乱,这一观点是我国对饮食制度养生所做的最早的系统性论述。

五、葛洪

东晋的葛洪是我国历史上一个独特的人物,这种独特在于他所学庞杂,涉猎广泛。他亦道亦医,对古代的社会科学、自然科学等诸多领域均有涉及。从医药学的角度来看,葛洪为我们提供了原始实验化学的资料,并为我国的临床急症医学和免疫学作出了一定的贡献。

葛洪(284—364),字稚川,自号抱朴子,丹阳郡(今江苏句容)人。他本生于官宦之家,少年涉猎广泛,家道中落后曾投身军旅,后来退出仕途而研习方术,从事炼丹、医药、著述等事。

葛洪的一生心血基本集中于《抱朴子》一书,这是他毕生思想的结晶。从医药学角度来看,该书介绍了大量的炼丹方法,描绘了很多炼制丹药的信息以及物质变化,是对他炼丹经验的总结和摹画,可以看作是对古代化学实验知识的介绍。比如其中记录了丹砂(硫化汞)被加热可以分解出汞,汞加硫黄又能生成黑色硫化汞,再变为红色硫化汞,发现了化学反应的可逆性等等。这些记录为日后的化学实验提供了宝贵资料。《抱朴子》是对我国晋前炼丹技术的系统总结,葛洪在我国炼丹史上有着承前启后的重要作用。

葛洪名列道家却主张道士也应兼习医术,他认为如果对医学没有了解,那么一旦在修道中被病痛缠身就无法摆脱疾病的困扰,这样不仅不能长生,还性命难保。所以他苦心钻研医学,著成《肘后备急方》(简称《肘后方》)一部,意思是可以像带在肘后一样随身携带、用来救治突发疾病的医书。该书记录了大量救急的医方,所用药物大多容易找到并且价格低廉,改变了救急药方不易寻找并且昂贵的弊端。并且,书中对很多疾病以及治疗方法的记载均是世界首次提出。比如对"沙虱毒"(即"恙虫病")的记载早于美国 1500 余年。对"恐水病"(即"狂犬病")、天花的发病记载以及治疗方法均早于欧洲 1000 余年,特别是其中对于二者的治疗方法体现了免疫学的思想萌芽。此外,该书还对灸法治疗予以强调,用浅显易懂的语言描述了灸治的方法。葛洪的聪明睿智为我国医学事业的发展作出了巨大的贡献。

六、巢元方

隋代虽然国运短祚,医学名家甚少,此时的巢元方却在中国医学发展史上有着举足轻重的地位。尽管史料中对于巢元方的生平经历记述很少,大致只知道他在大业年间(605—616)任过太医博士、太医令,但是他所撰写的《诸病源候论》却是中国第一部对疾病的病因和证候进行专门论述的医书,标志着中医病因学、证候学理论的系统建立。

隋朝的"太医署"是见于记载最早的、具有宏大规模的官办医学教育机构。大业六年(610),巢元方奉诏于此主持《诸病源候论》的编撰工作。该书是一部中医病因学巨著,分为50卷,67门,1720论,内容包括内、外、妇、儿、五官、口齿、骨伤等多科病症。为突显本书对病源、病候进行探讨的宗旨,在每条专论包括疾病发生的原因、病理、病变表现之后,书中所附只有导引等治疗方法,而不列治疗方药,体现了对病因、病理阐释以及对证候描述探讨的较高水平,具有很强的资料价值。

《诸病源候论》对很多疾病的病因有较为系统、科学化的论述。比如,关于肠道寄生虫的记载,巢元方即指出了绦虫病是由于食用了不熟的牛肉导致疾病。书中还有对于"蛇瘕"致病的记载,就是我们现在所说的"蛔虫",由于它形状似蛇,发病时多缠绕成团近似于瘕所以得名。巢元方认为这种病的成因在于吃了不干净的食物、饮用了污井里的水,或者吞服了蛇鼠之精等这些不良饮食习惯导致。而如关于"漆疮"的描述,还弥补了病因学在此领域的空白。据书中所述,同是接触到漆,有人会马上有反应体现为面痒,随即胸、臂乃至全身瘙痒或肿起;有的人却是整日与漆为伍而面不改色。这些对漆产生反应的人,如果用手去挠患处,红肿的地方会迅速蔓延,严重的会起豆子一样大的疮,产生脓肿和疼痛,痛苦不堪。巢元方认为这与个人体质不同有关,有的人体内的禀赋促使对漆的忍耐力差,有的人则强,男女老少都有可能对漆有反应的,也有没有反应的。这实际是对接触性过敏性病变的认识,其中对个体差异的论述十分精当。可以说,如果没有大量的临床经验和悉心的观察,作者是很难得出这种记录和描述的,而这些论述都非常切合实际。在没有检测和观察仪器做实验支撑的历史条件下,作者能做到这样细致入微的观察,并有如此推断是十分难能可贵的。

此外,巢元方还对如肺结核、脚气病等传染病进行了较为详细的记载;在养生方面,他也有独到见解,比如提出牙齿的健康与刷牙息息相关。并且还记述了肠吻合手术的步骤、缝合以及护理等方法,甚至提到了人工流产,让我们在千年以后可以了解到当时外科手术的发展情况。《诸病源候论》中对于病因、证候的记录和探讨丰富详尽,又明确易懂,为后世对于疾病病因的探讨提供了详实的资料和理据,比如唐代孙思邈的《千金要方》《千金翼方》、王焘所著的《外台秘要》、宋代的《太平圣惠方》等都以巢元方主持的这部《诸病源候论》为依据探讨和论述病因。而这部《诸病源候论》又被称为《巢氏病源》,可见巢元方在我国医学史上功不可没的历史地位。

七、孙思邈

唐代的孙思邈是中国古代医学史上比较传奇的人物。相传他是京兆华原(现陕西铜川市耀州区)人,擅言老庄,又通佛典,长于养生之道。关于他的年龄众说纷纭,有说他活到168岁的,有说他活到120岁、141岁的,而以说101岁居多,但不管怎样,他是历史上罕见的年逾百岁的长寿老人之一,而这也是对他擅长养生之道的最好诠释。孙思邈不但对内科、外科、妇科、儿科、五官科、针灸科等各科都很精通,还对药物学有着深入的研究,许多独到的见解开创了中国医药史上的先河,被人们喻为"药王"。他一生重视医德修养,主张对病人一视同仁,是我国首位对医德进行系统论述的人。这些思想和他主要的医学成果基本保留在他所著的《备急千金要方》(即《千金方》)、《千金翼方》之中。特别是《备急千金方》是我国历史上第一部临床医学百科全书,在海外有"人类之至宝"这样的美誉。

据说,孙思邈一生著述颇丰,除却《千金方》《千金翼方》之外,尚撰有《摄养论》《太清丹经要诀》《枕中方》等几十种医书,所惜大多亡佚,所以我们今天只能从保存完好的《千金方》《千金翼方》中体会他的医学思想。之所以用"千金"对所著命名,是因为作者认为人的生命远远超过千金之重,是世间最宝贵的,能用书中的药方救治人命是行医的真正价值所在。孙思邈少年立志学医,二十多岁已经开始救治病患,据说他足迹遍布峨嵋、终南、江州等地,还曾隐居太白山,边行医采药,边从临床中吸取经验,终成《千金方》一书,所以这部书的内容涉及基础理论到临床各科,做到了理、法、方、药诸多方面的完备。由于吸收了众家所长,这部书中典籍资料丰富,民间单方验方齐备,有着极高的医学价值,为方剂学的发展作出了巨大贡献。

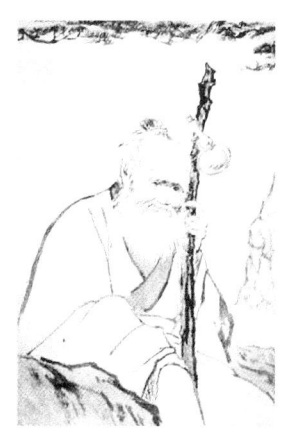

孙思邈画像

不但如此,《千金方》所载的内容还体现出孙思邈广博的医学知识,开阔、机智的思维和精湛的医术。据记载,有个病人排尿困难,实际上是得了尿潴留病,恰巧孙思邈看到病人痛苦的样子,觉得对他进行药物干预已经没有作用。就在这时,他看见邻居的孩子拿着根葱管吹着玩儿。他就想葱管又细又软,而且尖尖的,如果将它当成管子插进体内,或许对排尿有帮助,于是就选了一根葱管,用火烧了一下,又切去尖尖的一端,将它慢慢地插进病人的尿道,再用力一吹,没用多久，尿果然从葱管排出，病人的痛苦也随之消失了。孙思邈由此成为世界上导尿术的发明者。

此外，《千金方》在食疗、养生、养老方面作出了巨大贡献。孙思邈还提出用草药喂牛，然后使用其牛奶给人治病，并将美容药物推向民间。可以说他的很多医学思想即便是对于现代医学都具有积极的指导推动作用。

令人称道的是，孙思邈是中国古代医学史上第一位论述医德规范的人，他将所著《大医精诚》一篇置于《千金方》卷首，体现了他对医生道德修养的重视与关注。在作者看来，医生不但要有精湛的医术，还要有精诚仁爱之心，这种仁爱不但表现在发现疾患要及时地予以救治上，还表现在对病人不嫌贫爱富、不厌恶病人、不见死不救，要把病人当成自己的家人，不计得失、不计前嫌地对患者予以医治。孙思邈认为，这是作为医生所必须具备的基本素质。并且还提出，做一名合格的医生，面对疾患不能临阵自乱阵脚，也不能不计后果地对病人予以医治，而是要胆大心细，行方智圆，以高度的责任感谨慎医治病患，只有具备这些素质的医生才是可托付生命的良医。他的这一论说对后世医者的道德修养产生了深远的影响，而从他一生经历来看，孙思邈也用自己的实际行动诠释了大医精诚的具体内容。在他的从医经历里，从未因自己的得失而贻误对病人的医治，他曾亲自煎服汤药百余日为著名诗人卢照邻医治风痹病痛，并将他接到自己家中修养。他一生声名远扬却淡泊名利，据记载，唐太宗、唐高宗都曾多次征召他入朝为官，许以厚禄，都被孙思邈一一婉言拒绝，他始终隐居山林，坚守清淡无为，以精诚之心救死扶伤。

孙思邈将毕生的精力都用来治病救人，著述医书。为了表达对他的纪念和尊崇，很多地方都修有"药王庙"、很多道教宫观也设有"药王殿"对他进行供奉。孙思邈就像中国古代医学发展史上的一座里程碑,是上承秦汉魏晋、下启宋元明清的人物。他为医学发展作出了巨大的贡献,其所成学说是我国古代医学发展史上的瑰宝。

宋元明清时期的医学人物

一、王惟一

北宋的王惟一是著名的针灸学家和医学教育家。他本名王惟德,生于太宗雍熙四年(987)到英宗治平四年(1067)。他深谙针灸之道,仁宗时曾任尚药御,所主持编撰的《铜人腧穴针灸图经》一书是对宋以前针灸学思想的系统总结。他所监督铸造的两座针灸铜人,对针灸学的发展特别是针灸学教育的发展作出了突出贡献。

王惟一对北宋的医学教育、针灸学方面进行了巨大改革。当时的医学界针灸学非常盛行,但在钻研古代医籍的时候,王惟一发现与针灸学相关的内容脱简错讹良多。经过多次上疏,统治者终于诏令其主持编撰针灸图经,由他主持编撰的《铜人腧穴针灸图经》一书终于在公元1026年完成。当时,这部书共分三卷,包括完整的图样、对经穴进行的系统标注和介绍,内容丰富,使用价值强。书中将人体354个穴位按十二经脉加以联系,不但对穴位名称进行标注,绘成图画,还对各穴位间的距离长短,施针深浅的尺度予以直观描述。由于对铜人不同穴位对应的主治、功效等注解详细,通过它,人们可以较为准确地找到所需穴位,并由此查到所治病症。据《宋史·艺文志》载,由于南宋(金·大定)时,有人对它进行补注,又有《针灸图经录》五卷出现。

为了让针灸取穴更直观的得到展现,王惟一亲自设计铜人并监督塑胚、制模等铸造步骤,在经过对穴位的精确考察和技术攻关之后,公元1027年两座针灸铜人铸造成功。所铸成的铜人和常人大小相似,以铜铸脏腑填充躯体,并在体表刻上354个穴孔。这些孔穴由水银充满,为了防止水银流出,在孔穴外封以黄蜡。应试之时,学生按照老师的出题下针,如果针刺准确,相应穴位的水银便流出,反之则刺不进去。这种发明创造,对中国古代医学的发展,特别是对针灸学的教学方面,起到了积极的推动作用,至今仍有实用价值和启发意义。

从《铜人腧穴针灸图经》到所铸造的两座铜人,王惟一用严谨的科学态度将自己对针灸学的所得融入其中。为了表达对他的赞许,宋仁宗命人将这次编书的始末及铜人铸造的过程刊刻于石上,以期流传后世。可以说,北宋初年的这一医学创举不但为我国针灸学的发展作出了突出贡献,还对医学教育以及针灸的临床实践起到了积极的指导作用。

二、钱乙

在我国古代医学发展史上,扁鹊、华佗、张仲景等诸多名医虽然都曾对儿科有所钻研,但真正使得儿科发展成一门独立学科则是在北宋时期,由当时的著名医家钱乙来实现的。

钱乙,字仲阳,祖籍浙江钱塘,由于祖父北迁,遂为东平郓州(今山东郓城)人,他生于北宋仁宗明道元年(1032),卒于徽宗政和三年(1113),著名儿科学家。由于医名远播,曾被封为翰林医学士,后任太医院丞。他博览医书,勤于临床,积累了丰富的医学经验,所著《小儿药证直诀》《伤寒指论微》《婴孺论》等都是我国医学史上的宝贵财富,所惜后两部著作已经散佚,后人只能从他的《小儿药证直诀》来学习他高超的医技,领略他的医学思想。作者在这部书中记载了23个病例,创制了114个药方,涉及小儿生理、病理和制方用药等诸多方面,反映了他对小儿疾病辩证施治的思想。《小儿药证直诀》是我国现存第一部对儿科进行系统论述的专著。钱乙因之被尊称为"儿科之圣"、"幼科之鼻祖"。

对于小儿疾病的诊治历来被医家看作难点。因为他们脉微难见,诊察时又经常啼哭,所以从脉诊角度看,小孩儿的脉象不易识别,此其一;第二,小孩子骨气未成,情绪和表情变化无常,所以仅依据望诊来把握病情也存在很大困难;第三,由于孩子小,语言表达能力尚有欠缺,所以从问诊角度来看,不容易知道他们对疾病的感知程度;此外,由于小儿尚没有长成,五脏六腑比较柔弱,如果用药稍有不当,病情就容易复杂乃至恶化,所以小儿科也素有"哑科"的称呼。钱乙的难能可贵即在于,他深谙诊治小儿疾病的困难,却对这一领域苦心钻研,花了四十多年的时间总结教训、积累经验,摸索出适用于小儿的"五脏辨证法",为我国的儿科医学发展奠定了基础,作出了突出的贡献。他对患病儿童始终奉行辨证施治的原则,根据小儿的特点开方选药。由于成药可以事先配备,便于及时服用,有适应于急病、易被小儿接受的特点,钱乙多为患病儿童选用丸剂、散剂、膏剂等成药进行医治,取得了良好的效果。

在钻研儿科的过程中,钱乙"不名一师",善于从古方中吸取营养,并对它进行改革,创出新方。比如本是张仲景《金匮要略》所载的崔氏八味丸(即八味肾气丸,包括干地黄、山茱萸、薯蓣、泽泻、丹皮、茯苓、桂枝、附子),钱乙经过钻研,将它们化裁加减,成分改成熟地黄、山药、山茱萸、茯苓、泽泻、丹皮,就是我们至今仍沿用的六味地黄丸,是当作幼科补剂的良药。就是在这种刻苦的钻研之下,钱乙的医术日益精进,特别是当他治好了太子的病以后,他的医学名望日益远播。

据说神宗时,太子病重而宫中太医都不能治愈。这时有人举荐了钱乙,于是神宗将他召至宫廷给太子诊病。钱乙诊视过后,只开了一剂"黄土汤",神宗看后大怒,觉得用黄土当药的钱乙是在拿太子的生命开玩笑,可是钱乙胸有成竹。他解释说,太子的病在肾,而肾属北方之水,按五行原理,土能克水,所以以黄土入药正是对症之药。恰巧此时太子又开始抽搐,紧急之下,神宗只能将信将疑地让人按方取药,结果太子服用之后,病竟逐渐痊愈。神宗这才知道钱乙医术高超,将他提升为太医丞。

在钱乙的一生中,像这样的病例有很多。他在儿科方面的独到见解和治病良方基本都存于《小儿药证直诀》中,该书中对于儿科的系统论述不但开我国儿科研究之先河,还比欧洲最早出版的儿科著作早了三百多年。钱乙不愧为我国医学史上儿科发展的先驱和奠基人。

三、宋慈

宋慈对医学的贡献在于为法医学的发展奠定了基础,他字惠父,建阳(今属福建南平)人,生活于公元1186年到1249年,曾四次担任南宋的高级刑法官。

宋慈所作的《洗冤集录》是世界上第一部完整的法医学专书。在长期的实践过程中,他积累了大量的司法和尸检经验。因为在办案过程中,宋慈秉公执法,扶弱锄奸,对所经手的狱案都详加审核,实事求是,不想让一人蒙冤,故书以洗冤命名,共五卷53条,记述了宋代关于检尸的法令,总结了尸检方法和注意事项,并对尸体现象、引起的非正常死因予以描述和分析,如各种机械性窒息导致的死亡、钝器损伤或者锐器损伤导致的死亡、中毒、自缢、火伤、猝死甚至是医疗事故导致的死亡等。除此之外,宋慈还对各种死亡检验所得予以阐发，介绍了尸体发掘等多方面的内容，并记录了急救和解毒的方法。

《洗冤集录》中所记叙的内容虽然大多是从经验中总结的检验方法，却很多都与现代科学吻合。比如其中所录："验尸并骨伤损处，痕迹未现，用糟（酒糟）、醋泼罨尸首，于露天以新油绢或明油雨伞覆欲见处，迎日隔伞看，痕即现。若阴雨，以热炭隔照。此良法也。"又"将红油伞遮尸骨验，若骨上有被打处，即有红色路，微荫；骨断处，其拉续两头各有血晕色；再以有痕骨照日看，红活乃是生前被打分明。骨上若无血荫，纵有损折，乃死后痕"。这种用明油伞检验尸骨伤痕的例子实际上是对光学原理的应用。因为尸骨并非透明物体，它对阳光进行选择性反射。检尸时，明油伞或新油绢伞将部分光线吸收，尸体中的伤痕就容易呈现。再比如书中提到的抢救缢死的方法，实际上就是现代的人工呼吸。可见作者在办案过程中的求实、求是的精神。这些方法都有很强的操作性，对后来的法医办案有着很强的实用价值。在中国的元、明、清时代，《洗冤集录》是法官必读书目。从世界角度来看，该书较之于1602年出现在意大利的同类著作早了350多年。《洗冤集录》大概在我国的明代中叶传入西方，由此成为西方诸国法医学发展的奠基石，宋慈因之被认为开创"法医鉴定学"的先驱，被世界尊为法医学鼻祖。《洗冤集录》先后被译成法、英、荷等多种文字享誉世界，为世界法医鉴定学的发展作出了突出贡献。

四、朱震亨

明代的史学家宋濂在《格致余论》的《题词》中，将刘完素、张从正、李杲、朱震亨并称为金元之际最卓越的医家，认为他们对乱世的医疗事业作出了突出的贡献，这实际是"金元四大家"的最早提法。在"金元四大家"中,刘完素是"寒凉派"代表,张从正以"攻下"知名,李杲长于"补土",朱震亨以"滋阴降火"著称,可以说他们各有所长,所主张的学说也各具特点。从医学史发展来看,"金元四大家"学说的出现标志着中国医学史发展的新阶段,而朱震亨则是其中最具代表性和影响力的一个,他的学医经历也很与众不同。

朱震亨(1281—1358),字彦修,婺州义乌(今浙江义乌市)人。由于故乡门前有条美丽的小溪叫"丹溪",后人又将朱震亨称为"丹溪翁",或"朱丹溪"。据记载,他天资聪颖,少时即日记千言,才思敏捷,本致力科举,跟随当时理学名家许谦研习理学之道而成为当时有名的博学之士。人到中年,由于母亲和恩师先后身患重病,他才钻研医道,而成当时名医。他医术精湛,有时一帖药就可让病人好转甚至治愈,所以又被亲切地称为"朱一帖"。

丹溪翁在医学上的老师是当时的名医罗知悌。此人与那些只知道沿袭《合剂局方》治病的医生不同,而是深通医理,认为《素问》《难经》是医学的根基之作,患者所患疾病主要是湿热相火之病,可以说能融汇刘完素、张从正、李杲三人的学说。朱丹溪即以罗氏观点为基础,通过实践总结又加以自己的心得体会,形成了新的医学主张。他认为人体是"阳常有余,阴常不足",把对阴气的保护提到了首要的位置,诊治中要以"滋阴降火"为主要原则,所以人们又称他为"滋阴降火派"的创始人。由于早年对理学的苦心研究,朱丹溪又将对理学的体会融入医学中,比如他主张男三十、女二十以后行娶嫁,这是顺应阴阳之理,把《内经》的"恬淡虚无,精神内守"的思想与理学中"主静""收心""养心"说结合,让人们以澄静心态遏制相火。并把节制欲念作为养生思想的核心,主张戒色欲、节制饮食、严禁服食丹药等等。围绕这些观点朱丹溪著成了《格致余论》《局方发挥》《本草衍义补遗》《金匮钩玄》等书并以《格致余论》最为著名,是其学说的集中展现。后来,他的弟子将朱丹溪生平行医经验加以总结,编撰成《丹溪心法》,对后世产生一定影响。15世纪,日本人月湖和田代三喜等将朱丹溪的医学主张传入日本,受到日本医学界的重视,并由此成立"丹溪学社",对朱丹溪的理论主张进行学习和推广,而这一学社至今仍在日本沿存。

五、李时珍

传说远古时代,神农氏亲尝百草发现了植物的药用价值,从此发明了中医药。明代的医学界也有位像神农一样伟大的人,他以身试药,为中国古代的医学事业作出了巨大贡献,迎来了医药发展的新篇章。这个人就是李时珍。

李时珍(1518—1593),字东璧,号濒湖,晚年自号濒湖山人,出生在湖北蕲州(今湖北省蕲春县蕲州镇)的医学世家。他的爷爷以"铃医"的身份起家,父亲李言闻是当地名医。李时珍耳濡目染,自幼对医学有着强烈的兴趣,虽如此,他早年却并没如愿行医,而是按照父亲的愿望投身科举。李时珍志不在此,所以并未将精力放在空洞无味的八股应试上,自14岁中秀才之后他接连考场失利、名落孙山。于是他说服父亲尊重自己的兴趣,从此放弃科举入仕的念头而专心医学研究。由于天资聪颖,加之后天勤奋好学,几年之后,李时珍就小有医名。武昌的楚王素闻李时珍的医名,遂召至王府主管医务。其间,李时珍治好了世子的疑难之症,楚王由此将之推荐到上京任太医院判。当时的太医院情势复杂,李时珍本希望能有所作为,可医生们不以钻研医术为务反以追名逐利为风尚,勾心斗角、乌烟瘴气,这让李时珍大失所望,于是任职一年,他便辞官回乡。但李时珍并非一无所获。作为当时的最高医疗机构,太医院可谓网罗天下医书。任职太医院的一年,李时珍废寝忘食地翻阅医学典籍,看到了很多民间没有的图书资料,这些不但开阔了他的视野,还引发了他的思考。李时珍发现很多本草类书籍有错讹,于是他决心深访山野,探寻医方,通过对药物进行实地考察纠正以往书中的错误或者弥补本草学的不足。

带着这样的理想和愿望,在儿子建元和徒弟庞宪的陪同下,李时珍出入深山旷野,足迹遍布大江南北,他不但仔细地观察植物、详细记录,为了确定药物的药性,他还时常以身试药,收集了很多药物标本。比如他听说有一种叫曼陀罗的花,会让人服用之后手舞足蹈,甚至有被麻醉的感觉,为了确定传闻是否属实,李时珍离乡北上,终于在山中找到了传说中的曼陀罗。经过亲自品尝,他确定古书所言不虚,于是详细记录了曼陀罗的形状、性能,并认为此花平日不可多用,但手术之时可以用它来麻醉,减轻人们的痛苦。这种严谨求证的精神让很多人都深表敬佩。而像这样的事,在李时珍的一生中不在少数。他不但一面对药材进行实地考察,还广泛搜集民间验方,为百姓治病。据说他曾遇见一个妇女鼻腔出血,怎么治都没有疗效,李时珍找来大蒜将之切片贴到患者足心部,过不多久血就止了。这其实就是他从民间收集来的医方。像这样的事情不胜枚举。李时珍用他的恒心和毅力走遍了大半个中国,几十年如一日的追求着自己修撰本草著作的梦想。1578年,一部被喻为百科全书的药物学巨著——《本草纲目》终于编撰成功。这是李时珍大半生心血所作。可遗憾的是,他并没有看到这部伟大的书籍出版刊行。他去世三年之后,在南京书商胡承龙等人主持刻版下,这部具有划时代意义的本草学著作才得以面世。

《本草纲目》计190多万字,编入药物1892种,包含新增药品374种,并附药方11096个,包括内科、外科、妇科、儿科等临床各科所用药方,丸散膏剂都有囊括,以常见病、多发病药方为主。此外,还有插图1100余幅。这一宏大的规模,堪称我国古代医学史本草学著述之最。在内容上,该书涉及植物学、动物学、矿物学、化学、天文学、气象学等诸多领域,具有很强的科学性。以往的本草学著作大多以上、中、下三品对药物进行分类,李时珍另辟蹊径,很有创造性地采用提纲挈领的方式进行编排,将药物按用途、体态、习性等分成水、火、土、金石、草等16部,每部再设分类,体例清晰明了,并且纠正了前人纰漏,体现了难能可贵的创新意识和科学态度。《本草纲目》是李时珍对多年实地考察情况的系统总结,有着很强的实用价值,可看作是中国药学史上的重要里程碑。17世纪初,《本草纲目》开始了它辗转世界各地的旅程,曾先后被译成日、德、法、英等十几种文字,在医学界产生了深远的影响。著名生物学家达尔文在19世纪对《本草纲目》予以高度评价,说它是中国古代医学的"百科全书",足见这部书在国际上的深远影响。

此外,李时珍还著有《濒湖脉学》。在这部书中,李时珍将自己对脉学的独到见解进行阐述,并融入了自己多年行医的心得体会,对古代医学中的脉学发展起到了有效的推动作用。

六、叶桂、薛雪

叶桂和薛雪是清代温病研究中至关重要的两个人物,他们于康乾盛世齐名而处,而关于两人的友谊还在医林中传有一段佳话。

叶桂出生在江苏吴县一个医学世家,字天士,号香岩,又号上律老人。他自幼随父学医,14岁父亲逝世以后,他便博采众长,转益多师。他谦虚好学,学医不拘泥门户,只要医术高明、有独到见解,他都登门求教,据说他曾拜17位名医学习医道,因之融汇古今,从此声名远播。薛雪是叶桂的同乡,字生白,号一瓢,年纪略小于叶桂。和叶桂的学医经历相比,薛雪学医那是半路出家。他年轻时本跟随当时名儒叶燮学习诗文书画,又通拳脚之术,后因母连年多病才钻研医道,成就医名。而叶、薛两人虽然于当世齐名,对于温病的研究两人却各成一家,因而互不服气。据传一日叶天士将书房更名为"踏雪斋",毫不示弱的薛雪随即将书房名为"扫叶山房"。至此,两人因学术分歧而带来的僵硬关系已达白热化,然而,叶桂母亲的一场大病却改变了两人在学术上这种你死我活的状态。

据说,叶天士的老母突然卧病不起,虽然服用了叶天士开的药方,却没有疗效。因为他虽然知道母亲的病用白虎汤应该可以治好,可这种药攻伐力很强,他怕母亲年纪大,无法承受药力就迟迟未用此方。正在一筹莫展之际,素有积怨的薛雪却托人传话说,从症状看老太太本就该用白虎,只要对症适量,就不会伤人。恍然大悟的叶天士马上改用此方,病情果然快速好转。为了表达对薛雪的谢意,以及对自己以往所为的惭愧,叶桂亲自去薛雪家中表达谢意并虚心请教。二人不但从此冰释前嫌,还相交莫逆,时常探讨医术,为清代的温病学发展作出了巨大贡献。

事实上,在明末清初时吴有性所作的《瘟疫论》即已奠定了温病学的研究基础,该书是中国古代医学史上第一部对瘟疫病进行系统论述的专著,也是第一部传染病学专著。其后,叶桂在吴有性的研究基础上将伤寒与温病彻底区分开,并创造性地把以六经辨证为主的外感病辩证纲领,发展为以"卫、气、营、血"为主的辨证方法,叶桂因之被看作是中国医学史上温病学派的创始人,这部承载他主要学术思想的《温热论》也因之标志着中国古代医学辨证水平的进步和提高。该书篇幅不长,没有具体方剂的记载,却用约三分之二的篇幅记述关于温病学的诊断,比如辨舌、验齿、辨别瘢疹的诊断方法,至今仍用于临床,对辨治外感温热病有很强的实用价值。此外,叶天士还是中国医学史上第一个发现猩红热的人。他对后世温病学说的发展产生重要影响,被看作是温病学说的奠基人之一。

而薛雪对于温热病的研究,主要体现在对湿热之病的治疗中。他继承了吴有性认为的病邪存于膜原的观点,明确指出病变部位多在脾胃,是由湿邪和热邪共同作用而形成的疾病。治疗方法上以清热祛湿、温化、清泻为主,佐以补阳、益气、养阴等方法,强调脏腑、三焦、表里相结合的辩证方法,取得了很好的疗效。而关于他的这种医学思想主要保存在所著《湿热条辨》一书中,该书是对温热病研究的丰富和扩充,其中的辩证施治体现出薛雪治疗湿热病不拘泥古方的思维,为后世湿热病的临床治疗提供了方法,深具指导意义。

乾隆以后,江南医学界对温病学的研究蔚为风尚,医家多以叶天士为首,又师法薛雪,比如后来的吴鞠通,即是在总结二人经验的基础上有所创新而著成《温病条辨》,为温病学研究开辟了新的发展途径,使中医对于外感病和热病的治疗方法由此得到了完善。

原典选读

《史记·扁鹊传》(节选)

虢君闻之大惊，出见扁鹊于中阙，曰："窃闻高义之日久矣，然未尝得拜谒于前也。先生过小国，幸而举之，偏国寡臣幸甚，有先生则活，无先生则弃捐填沟壑，长终而不得反。"言未卒，因嘘唏服臆，魂精泄横，流涕长潸，忽忽承睫，悲不能自止，容貌变更。扁鹊曰："若太子病，所谓尸蹶者也。……太子未死也。"扁鹊乃使弟子子阳厉针砥石，以取外三阳五会。有间，太子苏。乃使子豹为五分之熨，以八减之齐和煮之，以更熨两胁下。太子起坐。更适阴阳，但服汤二旬而复故。故天下尽以扁鹊为能生死人。扁鹊曰："越人非能生死人也，此自当生者，越人能使之起耳。"

使圣人预知微，能使良医得蚤从事，则疾可已，身可活也。人之所病，病疾多；而医之所病，病道少。故病有六不治：骄恣不论于理，一不治也；轻身重财，二不治也；衣食不能适，三不治也；阴阳并，藏气不定，四不治也；形羸不能服药，五不治也；信巫不信医，六不治也。有此一者，则重难治也。

《三国志·魏书·方技传》(节选)

广陵吴普、彭城樊阿皆从佗学。普依准佗治，多所全济。佗语普曰："人体欲得劳动，但不当使极尔。动摇则谷气得消，血脉流通，病不得生，譬犹户枢不朽是也。是以古之仙者为导引之事，熊颈鸱顾，引挽腰体，动诸关节，以求难老。吾有一术,名五禽之戏:一曰虎,二曰鹿,三曰熊,四曰猿,五曰鸟;亦以除疾,并利蹄足,以当导引。体中不快,起作一禽之戏,沾濡汗出,因上着粉,身体轻便,腹中欲食。"普施行之,年九十余。耳目聪明,齿牙完坚。阿善针术。凡医咸言背及胷藏之间不可妄针,针之不过四分,而阿针背入一二寸,巨阙胸藏针下五六寸,而病辄皆瘳。阿从佗求可服食益于人者,佗授以漆叶青黏散。漆叶屑一升,青黏屑十四两,以是为率。言久服去三虫,利五藏,轻体,使人头不白。阿从其言,寿百余岁。

《千金要方·大医精诚》(节选)

  凡大医治病,必当安神定志,无欲无求,先发大慈恻隐之心,誓愿普救含灵之苦。若有疾厄来求救者,不得问其贵贱贫富,长幼妍蚩,怨亲善友,华夷愚智,普同一等,皆如至亲之想。亦不得瞻前顾后,自虑吉凶,护惜身命。见彼苦恼,若己有之,深心凄怆,勿避险巇、昼夜、寒暑、饥渴、疲劳,一心赴救,无作功夫形迹之心。如此可为苍生大医,反此则是含灵巨贼。

  夫大医之体,欲得澄神内视,望之俨然,宽裕汪汪,不皎不昧;省病诊疾,至意深心;详察形候,纤毫勿失;处判针药,无得参差。虽曰病宜速救,要须临事不惑。唯当审谛覃思,不得于性命之上,率尔自逞俊快,邀射名誉,甚不仁矣!

  又到病家,纵绮罗满目,勿左右顾眄;丝竹凑耳,无得似有所娱;珍羞迭荐,食如无味;醽醁兼陈,看有若无。所以尔者,夫一人向隅,满堂不乐,而况病人苦楚,不离斯须。而医者安然欢娱,傲然自得,兹乃人神之所共耻,至人之所不为,斯盖医之本意也。

夫为医之法，不得多语调笑，谈谑喧哗，道说是非，议论人物，衒耀声名，訾毁诸医，自矜己德。偶然治差一病，则昂头戴面，而有自许之貌，谓天下无双。此医人之膏肓也。

《旧唐书·孙思邈传》（节选）

孙思邈，京兆华原人也。七岁就学，日诵千余言。弱冠，善谈庄、老及百家之说，兼好释典。……太宗即位，召诣京师，嗟其容色甚少，谓曰："故知有道者，诚可尊重，羡门、广成，岂虚言哉！"将授以爵位，固辞不受。显庆四年，高宗召见，拜谏议大夫，又固辞不受。……当时知名之士宋令文、孟诜、卢照邻等，执师资之礼以事焉。思邈尝从幸九成宫，照邻留在其宅。时庭前有病梨树，照邻为之赋，其序曰："癸酉之岁，余卧疾长安光德坊之官舍。父老云：'是鄱阳公主邑司，昔公主未嫁而卒，故其邑废。'时有孙思邈处士居之。邈道合古今，学殚数术。高谈正一，则古之蒙庄子；深入不二，则今之维摩诘耳。"……又曰："胆欲大而心欲小，智欲圆而行欲方。《诗》曰：'如临深渊，如履薄冰'，谓小心也；'赳赳武夫，公侯干城'，谓大胆也。'不为利回，不为义疚'，行之方也；'见机而作，不俟终日'，智之圆也。"……

初，魏征等受诏修齐、梁、陈、周、隋五代史，恐有遗漏，屡访之，思邈口以传授，有如目睹。……

永淳元年卒。遗令薄葬，不藏冥器，祭祀无牲牢。经月余，颜貌不改，举尸就木，犹若空衣，时人异之。自注《老子》《庄子》，撰《千金方》三十卷，行于代。又撰《福禄论》三卷，《摄生真录》及《枕中素书》《会三教论》各一卷。

《九灵山房集·丹溪翁传》(节选)

丹溪翁者,婺之义乌人也,姓朱氏,讳震亨,字彦修,学者尊之曰丹溪翁。翁自幼好学,日记千言。稍长,从乡先生治经,为举子业。后闻许文懿公得朱子四传之学,讲道八华山,复往拜焉,益闻道德性命之说,宏深粹密,遂为专门。一日,文懿谓曰:"吾卧病久,非精于医者,不能以起之。子聪明异常人,其肯游艺于医乎?"翁以母病脾,于医亦粗习,及闻文懿之言,即慨然曰:"士苟精一艺,以推及物之仁,虽不仕于时,犹仕也。"乃悉焚弃向所习举子业,一于医致力焉。

……翁不自满足,益以三家之说推广之。谓刘、张之学,其论臓腑气化有六,而于湿、热、相火三气致病为最多,遂以推陈致新泻火之法疗之,此固高出前代矣。然有阴虚火动,或阴阳两虚、湿热自盛者,又当消息而用之。谓李之论饮食劳倦,内伤脾胃,则胃脘之阳不能以升举,并及心肺之气,陷入中焦,而用补中益气之剂治之,此亦前人之所无也。然天不足于西北,地不满于东南。天,阳也;地,阴也。西北之人,阳气易于降;东南之人,阴火易于升。苟不知此,而徒守其法,则气之降者固可愈,而于其升者亦从而用之,吾恐反增其病矣。乃以三家之论,去其短而用其长,又复参之以太极之理,《易》《礼记》《通书》《正蒙》诸书之义,贯穿《内经》之言,以寻其指归。而谓《内经》之言火,盖与太极动而生阳,五性感动之说有合;其言阴道虚,则又与《礼记》之养阴意同。因作《相火》及《阳有余而阴不足》二论,以发挥之。

……天台周进士病恶寒,虽暑亦必以绵蒙其首,服附子数百,增剧。翁诊之,脉滑而数,即告曰:"此热甚而反寒也。"乃以辛凉之剂,吐痰一升许,而蒙首之绵减半;仍用防风通圣饮之,愈。周固喜甚,翁曰:"病愈后须淡食以养胃,内观以养神,则水可生,火可降;否则,附毒必发,殆不可救。"彼不能然,后告疽发背死。

明王世贞《本草纲目》原序(节选)

楚蕲阳李君东璧,一日过予弇山园谒予,留饮数日。予窥其人,睟然貌也,臞然身也,津津然谭议也,真北斗以南一人。解其装,无长物,有《本草纲目》数十卷。谓予曰:"时珍,荆楚鄙人也。幼多羸疾,质成钝椎,长耽典籍,若啖蔗饴。遂渔猎群书,搜罗百氏,凡子、史、经、传、声韵、农圃、医卜、星相、乐府诸家,稍有得处,辄著数言。古有《本草》一书,自炎皇及汉、梁、唐、宋,下迨国朝,注解群氏旧矣。第其中舛谬差讹遗漏,不可枚数。乃敢奋编摩之志,僭纂述之权。岁历三十稔,书考八百余家,稿凡三易。复者芟之,阙者缉之,讹者绳之。旧本一千五百一十八种,今增药三百七十四种,分为一十六部,著成五十二卷,虽非集成,亦粗大备,僭名曰《本草纲目》。愿乞一言,以托不朽。

予开卷细玩,每药标正名为纲,附释名为目……博而不繁,详而有要,综核究竟,直窥渊海。兹岂仅以医书觏哉?实性理之精微,格物之通典,帝王之秘箓,臣民之重宝也。李君用心嘉惠何勤哉!……兹集也,藏之深山石室无当,盍锲之,以共天下后世味《太玄》如子云者。时万历岁庚寅春上元日,弇州山人凤洲王世贞拜撰。

悬壶济世

清汪廷珍《实事求是斋诗文集·〈温病条辨〉叙》(节选)

世之俗医遇温热之病,无不首先发表,杂以消导,继则峻投攻下,或妄用温补,轻者以重,重者以死。幸免则自谓己功,致死则不言己过,即病者亦但知膏肓难挽,而不悟药石杀人。……吾友鞠通吴子,怀救世之心,秉超悟之哲,嗜学不厌,研理务精,抗志以希古人,虚心而师百氏。病斯世之贸贸也,述先贤之格言,摅生平之心得,穷源竟委,作为是书。然犹未敢自信,且惧世之未信之也,藏诸笥者久之。予谓学者之心,固无自信时也,然以天下至多之病,而竟无应病之方,幸而得之,亟宜出而公之,譬如拯溺救焚,岂待整冠束发?……遂相与评骘而授之梓。嘉庆十有七年壮月既望,同里愚弟汪廷珍谨序。

遍地开花　硕果累累（上）
——中医基础学科的发展

中医的理论"科学"吗，为什么有些古代中医的说法和现代医学十分近似，而另有些说法却又与现代医学相差甚远？诊脉知病，有民间一些人渲染的那么神奇吗？"望而知之谓之神"的"神"应该怎样理解，手腕部的脉搏跳动，真的就能诊测出人体的病变情况吗？单味药物治病的效果好，还是多味药物混在一起治病的效果好？什么叫药物的"七情"，方剂配伍的"君、臣、佐、使"到底是什么含义？阅读本篇，有助于帮助那些中医的非专业人士揭开中医的"神秘"面纱。

中医基础理论

  自黄帝问病于岐伯,中国古代医学逐渐从碎片化、经验化向系统化、科学化发展,中医学在漫长的历史中开枝散叶,硕果累累。由于根植于古代深厚的文化土壤,中医学理论体系既渗透着古代自然科学思想,还受古代哲学思想影响颇深。比如以精气、阴阳、五行学说来解释生命的起源,阐明人体组织结构、生理特点;以藏象学说阐释五脏、六腑、奇恒之腑的生理功能和相互联系等。这些思想构成了中医基础理论的主要内容,而其中一以贯之的核心即是我国古代医学强调的整体观念与辨证论治思想。
  什么是中医的整体观?简而论之就是强调事物的统一性和完整性,它源于中国古代的唯物论和辩证法思想,是古代中医学基础理论的认识论方法论,它不但认为人体是一个有机整体，各部分脏器之间互有影响，且人体与外部环境也构成统一的关系，追求和谐共生。《黄帝内经·素问》中记有这样的场景：黄帝向岐伯请教十二脏的功用，问他这些构成人体的脏器是否有主次、贵贱之分。岐伯就将人体运转与国家运作相比，以君臣为譬喻，巧妙地解答了黄帝的疑惑，他说："心者，君主之官也，神明出焉。"就是认为心对于人体的重要性就和君王之于国家一样，是机体中最重要的组成，君王主宰国家政事的决断，关乎国运兴亡，心在人体中起到主宰精神、思想的作用，是人意识的来源。其他如肝、胆、脾、胃等器官都像各部官员一样，各司其职，为人体的正常运转提供动力。由此来看，虽然脏腑、组织、器官等各具独特的生理特点和功能，但作为人体的组成部分，它们互相关联缺一不可，无论

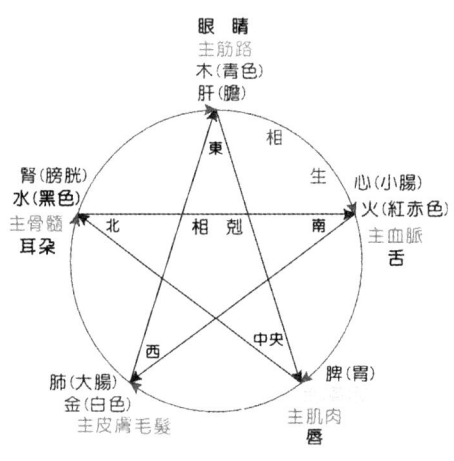

五行与脏腑、器官相配示意图

哪一个脏器出现问题，都对人体的功能运转造成伤害，这是古代医学把人体作为有机整体来认识的早期理论学说。那么脏腑之间通过什么来发生影响呢？《灵枢·海论》中所谓"夫十二经脉者，内属于脏腑，外络于肢节"，就是说人体中的经络像信号传送纽带一样把五官、九窍等人体组织器官联结成一个整体，在精、气、血、津液的共同作用下，使人体的功能得到协调。这种统一性的形成以五脏为中心，配以六腑，通过经络系统的联络作用实现。如《灵枢·脉度》所说："气之

不得无行也,如水之流,如日月之行不休,故阴脉荣其藏,阳脉荣其府,如环之无端,莫知其纪,终而复始。其流溢之气,内溉脏腑,外濡腠理。"说的就是经络在人体正常运转中起到纽带作用,使气血流至全身各部,内灌脏腑组织,外养皮肤毛发,生理功能得到正常发挥,实现气血充盈,机体强健,抵御病邪。基于这样的观点,中医学十分重视对人体的整体病理反应与局部病变的相关性,进而指导辨证论治的运用。

所谓"辨证论治",就是不能头疼医头,脚疼医脚,只迷于表象去给病人医治,而是要考虑到人体各组织的内在关联,以及患者与外界因素的关联性对病症进行整体的推究,从表象中找出疾病的根本原因,针对证候综合用药,这种方法也是中医与西医诊疗思想的明显区别。辩证的方法,是运用望、闻、问、切等诊法了解症状和体征,通过分析、综合,辨别疾病的产生原因、部位、性质,以及邪正之间的关系,从而探究疾病的本质,进而对疾病发展某一阶段的病理做出概括,为选取正确的治疗方法提供依据。论治又称施治,是根据辩证的结果确定相应的治疗原则和方法,是治疗疾病的方法与手段。两个过程相辅相成,密不可分。以感冒为例,可分为风寒表证与风热表证,诊断中一定要把病症所表现的"证"区别清楚,才能确定治疗方式是选用辛温解表还是辛凉解表之药,这也涉及"同病异治"和"异病同治"的问题。

所谓同病异治,是指症状相同,治法不同,因为相同的症状可以由不同的病因所导致。异病同治是指症状不同但治法相同,因为不同的症状可以由相同的病因所导致。比如遗尿、脱肛、子宫下垂等,虽然这些疾病不同,但它们都有中气不足的共同病因,所以都可以采用补益升提中气的方法施治,用补中益气汤治疗。同病异治和异病同治是辨证论治在临床应用中的两种表现,其目的是为了使人体机能达到协调与平衡，也就是《素问》所说："谨察阴阳所在而调之。"这种调和基于中医的整体观而生。而传统中医学的整体观还认为，人体与外界的自然环境、社会环境也构成并生、统一的关系，那么当人体运转出现异常，以致形成病变的时候，也要考虑到外界环境对人体产生的影响。

中国古代哲学历来有天人合一的观点，《易》："天行健，君子以自强不息；地势坤，君子以厚德载物。"即是将天、地的运行与人的处事生活结合，把天、地、人的发展作为统一体看待。中国古代医学也认为，自然界的变化与人体息息相关，风霜雨雪、寒来暑往等都会对人体的运转产生影响，《灵枢·邪客》中就有"人者，与天地相应也"的说法，参照一天中阴阳两气的变化规律，认为人体的阳气从早晨开始升起，中午达到最盛，夜晚逐渐内敛，在这种变化影响下，人体的组织功能也经历了从强盛到衰落的转变。当人体阳气充足的时候利于抵抗病邪的入侵，阳气逐渐衰落就为病邪提供了可乘之机，所以中医学认为，昼夜、寒温的变化也会对人的生理活动产生影响，如果这种影响在生理承受范围内，人体就可以调节适应，如果超出这一范围，则形成病理反应，成为病症。此外，不同地区也会使人体生理情况发生改变，所谓一方水土一方人，由于机体习惯了某个特定的生长环境，那么一旦所处环境发生较大的变化，有些人就会产生身体上的不适。比如生长在平原的人初次登上青藏高原，就会出现因缺氧而导致的胸闷、呼吸困难甚至脑水肿等症状，这就是地理条件的改变对人体带来的影响。社会环境的变化也会对人体功能造成影响，因为人类除了具有自然属性之外，还具有社会属性，《文心雕龙》所谓"人禀七情，应物斯感"，在不同社会环境的影响下，喜、怒、忧、思、悲、恐、惊这些情感会有变化，这种变化在中医学看来，也对脏腑功能形成影响，所以有怒伤肝、喜伤心、思伤脾、忧伤肺、恐伤肾的说法,因此中医对疾病的判断及诊治历来有因时、因地、因人用药的习惯,实际上也是辨证论治思想在中医临床中的又一表现,诚如《素问》中所说:"凡欲诊病者,必问饮食居处,暴乐暴苦,始乐后苦,皆伤精气,精气竭绝,形体毁沮。"可见辨证论治的诊疗思维即源于古代医学把人体与自然看成了有机整体。在治法上的扶正而不留邪,祛邪而不伤正,补阳而不伤阴,滋阴而不伤阳等,都是这种辨证论治思维的具体运用,体现出中医学整体调控,恢复人体阴阳平衡的论治观点。

整体观和辨证论治是我国古代医学理论的两大基石,也是中国古代医学思想和方法的独道之处。

中医诊断学

　　传统中医学对疾病进行诊断需要一个逐层深入的过程。在这个过程中，如果说辨证是在整体观与天人相应、动态观的基础上形成的中医诊断思维，那么四诊合参的诊断方法就是为辨证论治提供合理分析的基础手段。古代医学很早就对疾病诊断的方法有所记述，比如公元前5世纪的扁鹊已经擅长"切脉、望色、听声、写形，言病之所在"，《黄帝内经·素问》对诊断疾病提出了明确的方法，即："凡欲诊病者，必问饮食居处，暴乐暴苦……必知天地阴阳，四时经纪；五脏六腑，雌雄表里。"中医诊断学是以整体观为基础，以四诊为收集病证资料的方法手段，运用辩证的方法对病情予以识别推断，为疾病的治则、治法提供依据，是对中医基本理论、基本技能的具体应用，在中医基础理论与临床应用之间起到桥梁纽带的作用。

　　四诊即望诊、闻诊、问诊和切诊，《难经·神圣工巧》有云："望而知之谓之神，闻而知之谓之圣，问而知之谓之工，切脉而知之谓之巧。"故中医四诊又有"神圣工巧"之称。望诊是指通过对患者的神色、五官、舌象、形态以及分泌物等进行观察，了解病情，推断脏腑病变的方法。脏腑隐藏于人体内部，若仅通过望诊即可判断患者所患疾病及病情发展，在古人眼中这样的医生应是具备了上天所赋予的特殊能力，有着像神一样的特质，《史记》长桑君授药给扁鹊的故事，扁鹊因服用长桑君的神药而具有了可以尽见五脏症状的能力。闻诊指的是医生从患者语言、呼吸等声音以及通过对患者排出的气味辨别病情的方法,比如呼吸困难且短促急迫,甚者张口抬肩,不能平卧,可初步断定为喘症。问诊是通过医生对病人及其家属的问询来了解病人的症状、感受、患病过程、身体状况等,从而查找病因,分析病机。那么切脉的作用何在呢?由于人体是一个有机整体,体内脏腑所发生的病变可在脉象上有所表现,所以通过诊查患者的脉候可以了解他身体各部的情况,推测体内外变化,它不但被中国古代医学视为四诊中最为巧妙之法,还被现代医学认为是中医学中最有独特之处的一种诊查方法。在临床应用中,医生常常是以四诊合参之法对病证做出综合性诊断,诚如清代王学权《重庆堂随笔》所谓:"望、闻、问、切,名曰四诊,人皆知之。夫诊者,审也。审察病情,必四者相合,而可断其虚、实、寒、热之何因也。"

由于疾病的复杂多变,导致症状、脉象的显现有时真假难辨,所以在四诊的运用上还有"舍脉从症"、"舍症从脉"的不同,这并不是说可以废弃四诊当中的某一种诊法,而是医生在综合分析四诊材料时去伪存真、排除假象、提高诊断正确率的更高难度诊法。

临床上对辨证论治进行具体运用的方法主要包括八纲辨证、病因辨证、气血津液辨证、脏腑辨证、六经辨证、卫气营血辨证和三焦辨证等,而其中的八纲是辨证论治的基石,起到纲领性作用。

八纲即阴、阳、表、里、虚、实、寒、热,是对病情进行定性、定位的分析方法,《周易·系辞上》说"一阴一阳之谓道",古代医学也以阴阳为八纲的总领,统括表、里、虚、实、寒、热六要。对于这一点,明代张介宾(号景岳)在《类经附翼》中说:"易者,易也,具阴阳动静之妙;医者,意也,合阴阳消长之机。虽阴阳已备于《内经》,而变化莫大乎《周易》,故曰:天人一理者,一此阴阳也。"能发现人体疾病阴阳消长离合的关系,也就掌握了解决问题的主线,所以《黄帝内经·素问》说:"善诊者,察色按脉,先别阴阳。"指出了阴阳辨证在疾病辨证中的重要性。一般认为,凡具有"阴"之属性的病证即为阴证,如里证、寒证、虚证都属于这一范畴。而诸如表证、热证、实证等因具有了"阳"的一般属性,所以纳入阳证的范畴。

按照疾病病位的内外和病势的深浅,古代医学将疾病分为表证和里证,这是一个相对的概念。比如,就躯壳和脏腑来看,躯壳为表,脏腑为里;就脏与腑看,则脏为表,腑为里。从病势深浅来看,比如外感病,病邪入里一层则病深一层;病邪出表一层则病势轻一层。总括之,外有病属表,内有疾为里。由于人体肌表与脏腑通过经络相联,一定条件下,疾病发展中会出现表证与里证的互相转化,表现为表里同病,里邪出表或者表邪入里。因之,掌握疾病表里出入的变化对准确推断疾病的归转有着重要意义。

寒证和热证,是机体阴阳偏衰或偏盛的反映。其中,阴盛而阳虚为寒证,反之为热证。寒证包括表寒、里寒、虚寒和实寒等,多因外感阴寒邪气或内伤久病,阳气耗伤,服食生冷所致。分析中要注意,由于寒热二证既可以在患者身上同时出现,又可以在一定条件下相互转化,辨别寒证与热证时不能孤立的根据某一症状进行片面判断,而要对疾病全部表现进行综合分析。比如患者四肢厥冷,而腹胸部大热,则不能判断为寒证,而是真热假寒证。

虚证和实证,指的是人体如果正气不足则为虚证,邪气入侵且盛实则为实证。《黄帝内经·素问》曰:"邪气盛则实,精气夺则虚。"所以八纲中的虚实是辨别体内邪正盛衰的两个方面。虚证概括了人体正气虚弱的各种临床表现,包括阴、阳、气、血、精、津以及脏腑中的虚损,表现为精神萎靡、心悸气短等。实证则概括了人体感受外邪或体内病理产物积蓄而产生的诸多临床表现,比如痰饮、水湿、淤血等引起的发热、腹痛等。由于虚实常与表里寒热相联系,疾病发展中,二者可以发生相互转化或有虚实错杂的情况,所以要辨证准确才能避免错误。

八纲辨证之外,还有病因辨证、气血津液辨证、脏腑辨证、六经辨证、卫气营血辨证和三焦辨证等,也是辨证论治在临床中运用的主要方法。其中病因辨证就是根据病因的致病特点,通过分析患者的症状、体征推求病因所在,为治疗提供依据。常见的病因主要有六淫、疫疠、七情、外伤与饮食劳逸。气血津液辨证指的是运用脏腑学说中关于气血津液的理论,对气、血、津、液的病变加以分析,辨认其中不同证候的方法。脏腑辨证是临床中最为常见的辨证方法,它根据脏腑生理功能、病理表现对疾病证候分析归纳,从而推究病机,判断病变部位、性质、正邪盛衰情况等,为治疗方案的制定提供依据。六经辨证、卫气营血辨证和三焦辨证都是对外感病行之有效的方法。张仲景在《素问·热论》等篇的基础上,结合外感病的临床特点加以总结,使六经辨证成为外感病的辨证方法。清代叶天士在六经辨证的基础上将卫气营血辨证进行了发展,弥补了张仲景六经辨证的不足,形成了在外感热病的诊治中运用的辨证方法,概括了温热病四类不同的证候,指出了温热病发展的四个阶段。吴鞠通在《温病条辨》中,结合自身经验总结成三焦辨证的方法,不但考察出三焦所属脏腑在温病发展过程中的病理变化、证候特点,还对温热病的传变规律予以详尽考察与说明。

中药学

以中药基本理论和各种中药的品种来源、性能、功效、用法、用量为主要研究对象的学科即是中药学。在广袤而辽阔的中国大地上生长着多种多样的天然药材资源。经过勇敢、智慧的中华儿女的钻研与利用,它们成为人们与疾病斗争的有力武器,为中国医学史的发展作出巨大贡献。东汉许慎的《说文解字》在对"药"一字的释义中说:"治病草,从草,乐声。"一语道出当时的药材以植物类居多,所以中药自古又有别称为"本草",医学史因之有《神农本草经》《本草纲目》等中药学专著。

在我国,先秦时期被看作是古代社会中药的起源阶段。远古初民对药物产生认识源自采食与狩猎,由于慢慢地发现在用来果腹的动植物中,有的可以缓解疼痛或者治愈伤病,有的会引起中毒乃至死亡,他们便产生了对自然产物的药效和毒性的认识。《淮南子》说:神农"尝百草之滋味……一日而遇七十毒"——这个"神农尝百草"的故事即反映了我国祖先对药物进行尝试性认识的艰难过程。而随着生产力的日渐提高,在原始社会的晚期,由于采石、冶炼的兴起,人们逐渐对矿物有所认识,并发现了矿物药,为我国后来将中药分为植物、动物、矿物三大类打下了基础。

历史慢慢行进,野果的采摘与谷物的存放让中国古代初民慢慢发现了自然发酵这一美妙的化学变化。在这些日常的农业活动中,人们逐步掌握了酿造的基本技术,比如殷商时期酒的酿造即已十分发达,且人们不但以酒作为开怀的饮品,还意识到酒有温通血脉的作用。从史料来看,文字的发明和应用使人们对于药物的认识有了记录的载体,殷商的金文中就已经有了"药"字的出现。人们把对于药物的认识和经验通过文字加以记述、总结,使此时对于药物日趋清晰的认识成为后来药学发展的基石。比如,人们通过《诗经》、《山海经》等记述了大量动植物,这些动植物中的大部分都为后来本草类著作所收录,但这些并非对药物进行专门记录的论著。目前发现的最早的专门记述医药内容的古籍文献出现在春秋战国时期。据上世纪70年代考古证明,安徽阜阳出土的《万物》虽为汉代竹简,但其所述内容应是春秋战国时期编撰,共载有药物70余种,并有关于复方的记载;大概同一历史时期出土的《五十二病方》被鉴定为战国医书,记录药方280余方,涉及药物200余种,并有对药物炮制、用法、禁忌的记述。可见,人们是经过艰辛的尝试和探索,才对药物的认识从蒙昧发展到较为清晰,并在春秋战国时期有了对于药学进行专门记述的文字。而先秦时期的中药发展不但为后世的药学著作提供了养料,还为后来的药物应用提供了宝贵经验。

时至秦汉,中国古代药学初具规模,出现了专业论述药学的著作。如《史记》所载,公孙阳庆将所作《药论》传授给弟子淳于意。从《汉书》来看,"本草"一词不但已经成为西汉末年药学专著的常用指称,更有很多学者通晓本草学,此时最有名且最重要的一部本草学专著即伪托"神农"之名而作的《神农本草经》。它实际是出自当时社会多位学者之手笔,于东汉末年(2世纪)完成,代表了秦汉时期我国中药学的最高水平,并对后世药学发展产生了深远影响。该书收载药物360余种,包括植物药、动物药与矿物药,而以植物药为主。其独特之处在于创立了药物的三品分类法,即按药物性能功效的不同将之分为上、中、下三品。所谓"上药",也就是"主养命以应天"的药物,无毒副作用,服用使人益寿延年;所谓"中药"是指"主养性以应人"的药物,要依据个人体质斟酌用量,不适量就达不到养的作用甚至容易损伤人体;而所谓"下药"则是"主治病以应地",这种药大多有毒,是为了治病服用的权宜之计,所以不能长期服用。这就是我国药物学史上最早的分类方法,对后来的药物分类提供了可以参考的范本。并且,《神农本草经》还提到了君、臣、佐、使的概念和组方原则。即认为"上药"属于君的范畴,"中药"为臣,"下药"属于佐使的范畴。如其中序录部分所言:"药有君臣佐使,以相宜摄合和,宜用一君二臣三佐五使,又可一君三臣九佐使也。"指出了这种药物配伍原则可以发挥药效的最佳治疗效果,克服毒性和不良反应。为后来医生组方配剂提供了切实有效的法则,也反映出当时人们已认识到药物及其应用的复杂性。如书中认为药物不但有相畏、相反、相生、相杀等情况,还有寒、热、温、凉四气和酸、咸、甘、苦、辛五味,强调在配伍的过程中不但要注意药物的相辅相成、相生相克,还要注意剂量的增减,以免造成诸如中毒等严重后果。这些记载都对后来的药物临床应用产生积极作用。此外,该书还对药物采集、加工和炮制等进行阐述,并记载了药物服用方法与法则,论述了诸如"大黄"、"黄连"等药物的功效和主治症状,还记录了"丹砂炼汞"这种化学反应,反映出当时社会的制药化学已经初展头角。可以说《神农本草经》将东汉以前的药物应用经验进行了系统的总结,是我国药物学的奠基之作。

  从东汉入魏晋,人们对于药物的认识日趋深入,不但临床所用药物种类日渐增多,专论本草之作也日渐丰硕。较具有代表性的有《吴普本草》《名医别录》《雷公药对》等,它们虽然都反映出当时社会药学发展的一定水平,但无有超出《神农本草经》之作。直至南朝梁时期,陶弘景对《神农本草经》进行整理和充实而成《本草经集注》,才使秦汉以降的药学研究向前迈进了较大的一步。

陶弘景自幼聪颖好学,十九岁时已为诸王侍读,后因笃信道家,上表请辞,入深山修道立说。由于他深得梁武帝信任,即便隐居山林也常有朝廷要事咨询,陶氏又有"山中宰相"之美誉。在长期的炼丹修道与寻访仙药的过程中,陶弘景不但积累了丰富的医药知识,还对医学古籍有着深入研究。有感于魏晋以来本草类作品的错乱芜杂,陶弘景对《神农本草经》进行了注释整理,并将其中收录的药物进行纠错和扩充,以《本草经集注》命名。在这部书中,我们可清晰地看见将药物分为玉石、草木、虫兽、果等七类,用药物的自然属性的分类法取代了《神农本草经》等按药物性能分类的方法,体现了对于药物分类的重新认识与思考,是药物分类方法的进步,并沿用千年而成为中国古代药物分类的基本标准。在此基础上,《本草经集注》以病为纲,列举了80余种疾病的通用药物,提出了"诸病通用药"的概念,并为所举之药注明药性,比如,治水肿的通用药物有大戟、泽泻、巴豆等,这种分类与记述方法十分便于临床选用。而从药物的炮制方面来看,该书也较之《神农本草经》所论更为详尽具体,还介绍了汤剂、酒剂、丸剂、散剂、膏剂五种剂型。初步确立了本草学著作的编写体例和药物分类新方法。需要指出的是,该书虽然在药物炮制的记述方面较之以往之作有所进益,但并不能代表当时药物炮制学的最高水平。第一部详细记录当时药物炮制所达先进水平的著作是南朝宋时雷敩所作《雷公炮炙论》。这本书中详细记述了药物炮制的方法,并指出通过怎样的方法可以提高药效、减轻药物的毒副作用,共收录300余种药物炮制法,是炮制学作为本草学分支学科产生并存在的标志,为后世药物炮制提供了可供借鉴的经验和方法。

　　隋唐时期结束了中国古代历史上长期的割据局面,完成了南北的统一。由隋入唐,经济文化日渐繁荣,医药学也取得长足发展。此时约有近 20 种时人所著本草类作品问世,并包括采集、种植、制药等专著。开明的统治下医学教育兴盛开展,朝廷逐步完善医药教育机构的设立并加大管理力度,不但设立太医署,还在其内设主药、药园师等药学类专职,并积极开展对药典的编撰与修整工作。《新修本草》即是在唐代这种社会背景下编修而成的。由于长期战乱,《本草经集注》在百余年的传抄中颇多错讹,唐代经济发达又与四海交好,原来本草类著作所收录药物已经不能涵盖唐代药物实际占有的品类,于是在唐代显庆四年(659)由政府颁行诏令命苏敬等人主持编撰《新修本草》(《唐本草》),这部书也因之成为中国历史上第一部药典性官修本草著作,早于 1542 年欧洲纽伦堡药典 800 多年。这部巨作共收载药物 844 种,并配有药物图谱,附以文字说明,开创了世界药学著作中图文对照的先河,体现出唐代社会的发达与唐人的构思精巧,反映出当时社会药学的高度发展。该书面世后,很快流传海外,泽被后世。另外,开元年间(713—741)的《本草拾遗》也对后来药学研究产生积极影响。在这部书中,作者陈藏器不但根据实践经验增补了大量民间药物,还按药物的功用将所录分为宣、通、补、泻、轻、重、滑、涩、燥、湿十类,为后世的药物分类提供了又一种方法,为按功效分类奠定了基础。这种方法,经过充实和发展还被应用于方剂分类,深具启发作用。此外,从《千金方》等医药文献来看,唐代已有利用动物组织、器官及激素制剂治疗疾病的情况,比如孙思邈就曾记录了此时用羊的甲状腺(羊靥)和鹿的甲状腺(鹿靥)治疗人的甲状腺疾病。并且，从《千金方》来看，酵母类制剂已经在唐代得到了普遍使用，甄权所著的《药性论》中也有对神曲（辣蓼、青蒿、杏仁等药加入面粉或麸皮混合后经发酵而成的一种具有健胃消食功能的发酵剂）的功用、性质的明确记载，反映出唐人对于酵母类制剂的认识和使用。至五代，专述食物药与外来药的专著增多。虽然此前的《千金方》已专设食治篇对食物药进行专章论述，但所论尚不全面，孟诜和张鼎改编增补的《食疗本草》，是对唐以前营养学和食治经验的全面总结，代表了此时食疗的一定水平，是这一时期最具代表性的食疗专著。

宋代承唐而来，对于药学研究有了进一步的研究和发展。宋代统治者很重视对经济、文化、医药等诸多方面的建设发展，由于雕版印刷的发明与应用，使书籍的出版与印刷迈入了一个崭新的时代，这就在客观上为本草类研究提供了有利条件。宋代开国时期曾多次组织大型官修本草的编纂工作，先后有《开宝本草》《嘉佑补注本草》《本草图经》（《图经本草》）问世。其中，《本草图经》所附药图 900 多幅，是我国现存最早的版刻本草图谱。此后，唐慎微编撰《经史证类备急本草》（《证类本草》）载药 1500 余种，并将各药所制方剂附于其后，深具医药紧密结合的特点，并且，由于该书对所收资料标明出处，宋以前的很多本草资料在后来随着战乱等情况亡佚，人们仍然有赖此书可见此前资料，这部书因之具有非常高的文献价值。

宋代统治者对于医药的重视还体现在北宋国家药局的设立。1076 年，由国家经营的熟药所在当时京城开封设立，后来发展为修合药所和出卖药所。其中修合药所后来改名为"医药合剂局"，出卖药所改名为"惠民局"。这一机构的兴办不但促进了药材检验、成药生产的发展，还带动了炮制技术的提高，并规范了制剂规范，《太平惠民合剂局方》即是这方面的重要文献。药局的设立不但是北宋的创举，还对我国乃至世界药学发展史影响深远。而从同一时期的其他文献来看，宋代的升华法制取龙脑、樟脑等技术都反映出当时药学制剂的先进性与伟大成就。

金元时期社会动荡，医药学界的学术争鸣是此时药学理论的助推剂。从所存本草著作来看，此时的作品多为医家所著，具有临床药物学特征，有很强的实践指导性与操作性。比如刘完素的《本草论》、张元素的《脏腑标本药式》、李杲的《药类法象》、朱震亨的《本草衍变补遗》等。它们共同的特点是注重对药物奏效原理的探讨，以前人研究为基础，建立一套比较完整的法相药理模式。这种努力虽然丰富了古代中药学的药理内容，但是由于推理机械，引起了后世诸多争议。另外，元代忽思慧的《饮膳正要》比较全面的记录了当时社会上蒙族与回民的饮食习惯与食疗方要，是饮食疗法的专著，对我们了解当时少数民族的食疗方法有很高的价值。从医药交流角度来看，元代医药交流广泛，比较有代表性的例子就是回回药物院的建立与阿拉伯医药的交流。

随着时代的发展，之前的药物学专著所记述的内容已经不能跟上时代发展与转换的脚步，满足不了明代药学研究的要求。因之，弘治十八年（1505），统治者诏令刘文泰主持修订《本草品汇精要》，收录药物 1815 种，绘制彩色药图和制药图 1385 幅，使该书成为有明一代最大的官修本草著作，反映了时人对药物的深入认识。由于体例杂乱，该书并不能代表明代本草学的最高成就，明代药学的集大成之作是李时珍编撰的《本草纲目》。该书历 27 年编撰而成，分 52 卷，载有药物 1892 种，绘图 1100 余幅，药方 11096 余首，是一部经典的综合性本草著作，在世界科技发展史上有着举足轻重的地位。

在书中，李时珍以部为纲，以类为目，按药物的自然属性将之分为金、火、土、金石、草、谷、菜、果、禽、兽等16部，并对它们分别下设若干类，体现了从低等到高等，从无机到有机的排列，反映了作者进步的药物分类观，对后来药物分类产生积极影响。在对药物的记述中，李时珍详述药物形态、产地、性味、功效等，不仅有前人的经验还有作者自身的经验和总结，体现了作者严谨的治学态度和独到的视角和见解。从进步性来看，该书还批判了服食金石成仙的谬论，对曾风靡的服石炼丹以求长生的思想予以有力批驳，体现了作者进步的科学观。在《本草纲目》中不但有对药物功效等记录，还有对人体生理、病理、预防等方面的知识，涉及植物学、动物学、矿物学、农学、物理学、天文学等诸多学科，被誉为百科全书，反映了明代社会人们对于自然科学的孜孜探索，是我国古代医药学史的珍贵遗产。自《本草纲目》成书以来，已经被翻译成多国文字，蜚声海外，对世界医药的发展乃至科学技术的发展都产生了深远的影响，起到了积极的推动作用。

清代的本草学专著主要以对前人所著的补充、修订、考证为主，这也是清代朴学高度发展的社会显现。比较具有代表性的作品有赵学敏的《本草纲目拾遗》、吴其浚的《植物名实图考》等。在这些本草学著作中，还有一部分专著具有比较强的临床实用价值，对药物的气味、功能、禁忌等做了严谨的考证和详细的说明，并对其所适用的病证加以记述。比如吴仪洛的《本草从新》、黄宫绣的《本草求真》等。此外，清代专题类本草著作颇丰，如章穆的《调疾饮食辨》、王孟英的《随息居饮食谱》等都是此时较具代表性的食疗专著。

方剂学

中国的方剂学历史源远流长。从史料文献来看,先秦到宋金元时期的方剂学主要侧重于对方剂的实用性的挖掘,重视方剂在临床应用中的效果;明清以后的文献主要反映了古代医学中方剂学在理论层面的研究,是对临床应用的总结。

如前文所说,从20世纪70年代出土的文物来看,1973年湖南长沙马王堆出土的《五十二病方》作为现存最古老的方书已经说明,最晚在战国晚期,中国古代人民已经有了比较成熟的遣方用药经验。从1977年安徽阜阳出土的《万物》向我们证明,最晚在春秋战国时期,人们已经会用复方医治疾病。这些都是中国古代社会人们对于方剂的应用与钻研。

两汉时期的方剂学的成就主要被保存在《黄帝内经》与《伤寒杂病论》中。《黄帝内经》所谓:"主病之谓君,佐君之谓臣,应臣之谓使。"是现存最早提出"君臣佐使"这一组方、制方基本结构的文献。并且,它还较为全面的总结了医治法则和理论,将方剂划分成:大、小、缓、急、奇、偶、复这种"七方"分类,根据临床经验记载了生铁落饮、半夏秫米汤等13首方剂。这些方剂虽然都有一定的临床疗效,但远远不能满足人们与疾病斗争中的需求,特别是面对如瘟疫这种具有传染性的顽固疾病,之前文献中的方书都不能起到良好的治愈效果。直到张仲景的《伤寒杂病论》出现,才对这一现象予以了基本性的解决。使中国古代医学中的方剂学研究向前迈进了一大步。《伤寒杂病论》是张仲景根据前人经验和自己临床经验所作的医学著作,后经晋代王叔和以及宋代林亿等人的修撰整理分为《伤寒论》《金匮要略》两个部分。其中《伤寒论》载方113首,《金匮要略》载方245首,所录之方大多组方严谨、选药精当,在临床有很好的治愈效果,深为古今医家折服,所以《伤寒杂病论》也被尊为"方书之祖",实是不为过的,因为后来的很多药方都从张仲景处化裁而来,足见这部书组方精巧,且在用药规律上深具垂范性。

东汉之后的魏晋南北朝时期,是中国历史上战乱频仍的年代,动荡的历史岁月里,疾病频发,药材却受到交通条件所限不易运输。这种社会现状在客观上刺激了人们对于丸、散一类便于携带和保存的药物制剂的钻研,并要求用药应以简便、快捷为宜。葛洪的《肘后备急方》即是这一历史时代的产物。它成书于东晋时期,所录药方多以救急为主。其名为"肘后",即在说明该书所录应为人们于情急中可信手拈来的救治方法,以快速有效为要务,如其所收方剂多治疗中风、昏厥、溺水、中毒、外伤等急症,从数量来看,该书收录单方510首,复方494首,不但体现了这部书在药方收录上的广博性,还足以说明这部方书的实用价值。大概同一历史时期的《小品方》和《刘涓子鬼遗方》也以这种实用性为主要特点,体现了这一历史时期对方剂学研究的客观要求。《小品方》为陈延之所作,是对《伤寒杂病论》以来经验的总结与整理,注重对伤寒、瘟疫病的治疗。《刘涓子鬼遗方》本为刘涓子在晋初所辑,后到南朝,经过齐代龚庆宣整理而成书,主要是总结了晋以前如金疮、汤火伤等外科疾病的用药经验,药方多以简小且实用为特点,是现存最早的外科方书,体现了当时对外伤治疗的医学成就。

隋唐时期是我国封建社会的顶峰,特别是唐代,无论是经济、文化还是医疗、教育等诸多方面都取得了非常辉煌灿烂的成就,成为世界发展的中心。据史料记载,隋唐方书繁多，仅《隋书·经籍志》所载就有256种，计4510卷，但由于战争等历史因素，几经辗转，隋唐方书多所散佚，今可见隋唐所存方书大多从《外台秘要》中所录得来。该书为唐初王焘整理编撰，分为40卷，1104门，收方6800余首。此书贡献之一即是保存并整理了大批唐以前的医方，包括前文我们提到的《小品方》《刘涓子鬼遗方》等都因王焘修《外台秘要》才得以保存，为后世研习唐前医学方剂提供了可靠的材料。此外，孙思邈的《备急千金要方》（即《千金要方》）和《千金翼方》是目前所见能代表唐代医药先进水平的医药著作。从内容来看，《千金要方》收方5300余首，《千金翼方》收方2200余首用来补充、辅佐《千金要方》所录。从体例来看，孙思邈将"妇人方"列于各类方剂之首，在其后又设"少小婴孺方"一卷，这样的安排不但体现出当时妇、儿两科的医学发展水平，还体现出作者对妇幼疾病的重视，这是封建社会中非常难能可贵的人道主义精神的展现，也从一个侧面反映出唐代社会对妇女、儿童的尊重与当时社会的文明程度。从所录药方来看，孙思邈在治疗夫妻无子方面，能够注意到男、女之别，对夫妻双方分别予以开方诊治，反映出作者的科学思想。同时，他还非常重视清热解毒药物的应用，将之运用于对温病的治疗，取得良好疗效。并且，孙思邈在所著中专开食疗一门，以"食治"一卷专述食疗方法和功效以及药膳之方，提升了食疗在中医养生中的地位。此外，书中还录有保健、美容之法，附以相应方剂，这些内容不但为后世的美容保健提供了可靠的经验、方法，还丰富了中医养生的内容，强化了养生的重要作用和地位。而我们由此可见孙思邈所处的历史时期方剂研究的成熟与先进性。

　　唐代发达的医学水平为宋代的医疗发展打下了良好的基础。结束了五代十国的混战与割据之后，宋代统治者加强了对国内科技文化等层面的建设力度,医药建设也是其中至关重要的一个环节。开国之初,统治者就十分重视官修书籍的编撰与整理工作,除却文学类书籍之外,医药书籍也是官修典籍的重中之重。较为著名的官修医学方书主要以《太平圣惠方》和《圣济总录》为代表。其中《太平圣惠方》分为1670门,载方16834首,是一部理论与实践紧密相联的医学方书,对临床研究具有重要的指导作用。《太平惠民合剂局方》产生于"太平惠民合剂局"建立之后,"太平惠民合剂局"是北宋政府官办的第一个药局,它的建立使中国古代药物制剂的成方制剂生产趋于规范化,由此,中国古代的药物制剂和成药进入了销售与管理的新阶段,《太平惠民合剂局方》即是这一历史时期的产物,保存了大量的中药成药方剂,是我国历史上第一部政府编制的成药药典,其中所录方剂至今仍大多用于临床,具有良好的临床医治效果。此外,由于雕版印刷技术在当时的普遍应用,宋代出版业出现了飞速发展,个人所著医学方书也在此时大量出现。较为有名的有许叔微的《普济本事方》、严用和的《济生方》、苏轼和沈括著录的《苏沈良方》等。这些医学方书都为后来药剂学的研究与发展提供了宝贵的资料。需要指出的是,北宋到南宋的过渡中,理学逐渐成为文人群体的追逐风尚,在"格物致知"的思想影响下,医学研究也出现了由重实践、重视药物的实用性转向对药方义理的探讨端倪。于是出现了金元时期成无己的《伤寒明理论》、刘完素的《宣明论方》、李杲的《脾胃论》等,这些著作所论药方不但为临床提供了可靠、实用的方剂,还为后世的方剂学研究拓展了学术钻研的领域。比如成无己的《伤寒明理论》即系统阐述了《伤寒论》中20首常用医方的组方原理、药物配伍关系,这毫无疑问是为后来方剂学研究重视理论研究提供了方向和模版。

明代医药发展突飞猛进,一部李时珍的《本草纲目》向世人展现了明代本草学研究的发达与先进水平。然而,《本草纲目》虽载录医方众多,为方剂学研究提供了丰富的宝藏,但该书并不能代表明代方剂学研究的先进水平。能够充分反映出明代方剂研究先进水平的是明代初年由朱橚主持编撰的《普济方》。它成书于15世纪初,载方61739首,可谓卷帙浩繁,是中国古代最大的方剂书籍。在这部书中,编撰者广泛收集明前医籍和其他有关著作,并将之分类整理、辑录而成。由于原本已经散佚不全,今所见为清代《四库全书》中收录的426卷。据载,《普济方》原作168卷,分217类,共788法,附图239幅。内容不但涉及脏腑身形、伤寒杂病、妇科、外科、儿科等,还载有很多疾病的治法。其方便处在于作者在所列每一病证下,列有药方,人们只需依病查方,再在众多方剂中加以选择即可治病,这也是它实用性之所在。所以自其刊行,就被很多人辗转传抄,可见该书的重要性与实用价值。开国初年的这样一部方剂巨作为明代方剂学的研究打下了坚实基础,继《普济方》之后明代出现了大量以方剂研究为主的医学方书。比如吴昆所作从释方训义的角度出发的《医方考》,是我国第一部方论专著;施沛所作以追溯诸方源流及衍化为主线的《祖剂》等等,不但为后来的方剂学研究提供了宝贵材料,还展现出明代方剂学研究的多元化特征。由此,我们不难看出,从明代开始,我国的方剂学研究逐渐向理、法、方、药的融合上迈进,呈现出从实用性到理论性研究的兼顾。这一点在清代的方剂学发展上体现的尤为明显。

清代的方剂研究,从存世方书来看,此时罕有卷帙浩繁之作,而多见由博返约的方剂专著。可见,清人之于方剂研究更注重博采众家之长而有所总结,并在理论上有所创新。比如《医方集解》《古今名医方论》《医方论》等书即以明代《医方考》之视角,对制方理论、药物配伍关系等进行专门而详细的探讨,《伤寒论翼》等书不但有对《伤寒论》所录药方的阐释和辩证,还有对其方剂制方的深入探讨。从体例来看,此时方书在书写与编排上多为先谈药物功用,再列主治的特点,分类上也出现按功用与治法的分类方法,为现代方剂学分类提供了视角。

要之,经过长期的探索与实践,中国古代方剂学在漫长的历史岁月中取得了辉煌的发展,在先秦到宋金元时期,古代方剂学主要以实用性为主,宋明理学出现后,方剂学研究逐渐出现从实用性研究向理论研究的过渡,至明清时期,我国方剂学呈现多元化发展,不但有对方剂实用性的探讨,还有对于药物配伍等理论层面的阐释,体现了中国古代方剂学研究的日益精进与完善。

原典选读

《难经·六十一难》

经言,望而知之谓之神,闻而知之谓之圣,问而知之谓之工,切脉而知之谓之巧。何谓也?

望而知之者,望见其五色,以知其病。闻而知之者,闻其五音,以别其病。问而知之者,问其所欲五味,以知其病所起所在也。切脉而知之者,诊其寸口,视其虚实,以知其病,病在何脏腑也。

《脉经》序

脉理精微,其体难辨。弦、紧、浮、芤,展转相类,在心易了,指下难明。谓沉为伏,则方治永乖;以缓为迟,则危殆立至,况有数候俱见,异病同脉者乎!

夫医药为用,性命所系,和、鹊至妙,犹或加思;仲景明审,亦候形证,一毫有疑,则考校以求验。故伤寒有承气之戒,呕哕发下焦之问。而遗文远旨,代寡能用;旧经秘述,奥而不售。遂令末学,昧于原本,互兹偏见,各逞已能。致微疴成膏肓之变,滞固绝振起之望,良有以也。

今撰集岐伯以来,逮于华佗,经论要诀,合为十卷。百病根源,各以类例相从;声色证候,靡不赅备。其王、阮、傅、戴、吴、葛、吕、张,所传异同,咸悉载录。诚能留心研穷,究其微赜,则可以比踪古贤,代无夭横矣。

《濒湖脉学·脉学七言诀·浮脉》

"体状诗":

浮脉惟从肉上行,如循榆荚似毛轻。三秋得令知无恙,久病逢之却可惊。

"相类诗":

浮如木在水中浮,浮大中空乃是芤。拍拍而浮是洪脉,来时虽盛去悠悠。

浮脉轻平似捻葱。虚来迟大豁然空。浮而柔细方为濡,散似杨花无定踪。

(浮而有力为洪,浮而迟大为虚,虚甚为散,浮而无力为芤,浮而柔细为濡。)

"主病诗":

浮脉为阳表病居,迟风数热紧寒拘。浮而有力多风热,无力而浮是血虚。

寸浮头痛眩生风,或有风痰聚在胸。关上脾虚肝气旺,尺中溲便不流通。

"十问歌"(一)

《景岳全书·传忠录·十问篇》:一问寒热二问汗,三问头身四问便,五问饮食六问胸,七聋八渴俱当辨,九因脉色察阴阳,十从气味章神见,见定虽然事不难,也须明哲毋招怨。

"十问歌"(二)

陈修园《医学实在易·问证诗》:一问寒热二问汗,三问头身四问便,五问饮食六问胸,七聋八渴俱当辨,九问旧病十问因,再兼服药参机变。妇人尤必问经期,迟速闭崩皆可见。再添片语告儿科,天花麻疹全占验。

《本草纲目·菊》(节选)

菊,春生夏茂,秋花冬实,备受四气,饱经露霜,叶枯不落,花槁不零,味兼甘苦,性禀平和。昔人谓其能除风热,益肝补阴,盖不知其得金水之精英尤多,能益金水二脏也。补水所以制火,益金所以平木;木平则风息,火降则热除。用治诸风头目,其旨深微。黄者入金水阴分,白者入金水阳分,红者行妇人血分,皆可入药。神而明之,存乎其人。其苗可蔬,叶可啜,花可饵,根实可药,囊之可枕,酿之可饮,自本至末,罔不有功。宜乎前贤比之君子,神农列之上品,隐士采入酒斝,骚人餐其落英。费长房言九日饮菊酒,可以辟不祥。《神仙传》言康风子、朱孺子皆以服菊花成仙。《荆州记》言胡广久病风羸,饮菊潭水多寿。菊之贵重如此,是岂群芳可伍哉?

《医方集解》序

孔子曰:"能近取譬,可谓仁之方也已。"夫仁为心性之学,尚不可以无方,况于百家众艺,可以无方而能善此乎?诸艺之中,医尤为重。以其为生人之司命,而圣人之所必慎者也。窃尝思之，凡病必有症，症者，证也，有斯病必形斯候者也。证必有脉，脉者脏腑、经络、寒热、虚实所由分也。有与证相符者，有与证不相符者，必参验之，而后可施治者也。察脉辨证而方立焉。方者，一定不可易之名。有是病者，必主是药，非可移游彼此，用之为尝试者也。

方之祖始于仲景。后人触类扩而充之，不可计殚，然皆不能越仲景之范围。盖前人作法，后人因焉。创始者难为力，后起者易为功。取古人已验之成规而斟酌用之，为效不既易乎？然而执方医病，而病不能瘳，甚或反而杀人者，又何以说焉？则以脉候未辨，药性未明，惑于似而反失其真，知有方而不知方之解故也。

方之有解始于成无己。无己慨仲景之书后人罕识，爱取《伤寒论》而训诂之，诠证释方，使观者有所循入。诚哉仲景之功臣，而后觉之先导矣。厥后名贤辈出，谓当踵事增华，析微阐奥，使古方时方大明于世，宁不愉快？夫何著方者日益多，注方者不再见？岂金针不度欤，抑工于医者未必工于文，词不能达意，遂置而不讲欤？迄明，始有吴鹤皋之集《医方考》，文义清疏，同人脍炙，是以梨枣再易，岂为空谷足音，故见之而喜欤？然吴氏但一家之言，其于致远钩深，或未彻尽。兹特博采广搜，网罗群书，精穷奥蕴，或同或异，各存所见，以备参稽。使探宝者不止一藏，尝鼎者不仅一脔。庶几病者观之，得以印证；用者据之，不致径庭，宁非卫生之一助欤？

或曰：善师者不陈，得鱼者忘筌。运用之妙，在于一心，何以方为？余曰：般倕不弃规矩，师旷不废六律。夫《易》之为书，变动不居，然亦有变易、不易二义，故曰"蓍之德圆而神，卦之德方以智"。夫卦诚方也，岂方、智之中遂无圆神之妙也哉？吾愿读吾书者，取是方而圆用之，斯真为得方之解也已。

康熙壬戌岁阳月，休宁讱庵汪昂题。

遍地开花　硕果累累(下)
——中医临床学科的发展

在两千多年的发展过程中,中医的诸多临床学科有什么亮点,中医知道有些疾病能够传染给他人吗?中医认为疾病的传染,除了与细菌、病毒有关系之外,还与其他因素有关吗?获得诺贝尔医学奖的治疗疟疾的青蒿素与中医学有关吗?小儿烈性传染病天花的痘苗接种是中国人发明的吗?古代中医有眼科手术吗?古代中医学为什么把糖尿病称为"消渴",糖尿病人的尿液里有糖的记载,出现于中医古籍的什么书?这些或大或小的医学问题,下面的文章都能给出明确的答案。

中医内科的历代发展概况

一

中国传统医学的学科划分,早在先秦时期的周朝已有记载。据《周礼·天官·冢宰》所记,当时主管医事的专业分科有医师、食医、疾医、疡医、兽医。其中"医师"为众医之长,"掌医之政令,聚毒药以共医事",后面四种专业分科中的"疾医"即大体相当于内科医生。以后随着社会的不断发展进步,传统中医学的基础理论逐渐系统化而日臻完善,临床中医的内容越来越丰富,医学的分科也越来越细化。

中医内科所包括涉及到的范围和内容,可以概括地分为两大部类,即外感时病和内伤杂病,外感时病是指由风、寒、暑、湿等外来邪气侵犯人体引发的疾病,其发病多与时令、季节、气候有关。内伤杂病是指可导致脏腑内伤及功能失调的诸多病因引发的疾病,其病因和发病相对更复杂些,所以称为内伤杂病。

其中的外感时病又分为伤寒和温病两大类,由于中医内科在其自身发展过程中所具有的特殊性,伤寒和温病既可以包括在广义的中医内科范围内,也可以作为相对独立的学科,于是就有了中医内科的广义与狭义之分,广义的中医内科包括伤寒、温病和内伤杂病,狭义的则专指内伤杂病而言。

东汉末年,"勤求古训,博采众方"的张仲景著成《伤寒杂病论》一书,标志着临床中医学体系的确立,但由于当时的社会动荡,原书并没有在当时广泛传开,其后不久,魏晋之间的王叔和对张仲景原书中的伤寒部分给予编次整理,名为《伤寒论》而流传于世。至北宋治平年间,校正医书局大规模整理校刊古代医籍,张仲景的原《伤寒杂病论》中所记载的杂病那一部分,经过重新整理,名为《金匮要略方论》而流行于世。

北宋以后,《伤寒论》得以快速广泛地流传,专门研究伤寒的医家、医著也蔚为大观,如北宋庞安时的《伤寒总病论》、韩祗和的《伤寒微旨论》、朱肱的《类证活人书》,宋金元时期郭雍的《伤寒补亡论》、成无己的《注解伤寒论》、许叔微的《伤寒百证歌》、《伤寒发微论》等。明清以后,则有方有执的《伤寒论条辨》,张志聪的《伤寒论集注》、《伤寒论印宗》,张锡驹的《伤寒论直解》,喻嘉言的《伤寒尚论篇》,柯琴的《伤寒来苏集》,徐大椿的《伤寒论类方》《伤寒约编》,尤怡的《伤寒贯珠集》,陈念祖的《伤寒论浅注》等等,都是影响很大的伤寒专著,这就在中医内科的外感时病分支中形成了一个伤寒学派。

温病作为一个相对独立的学科,其形成的时间晚于伤寒,它起始于金、元,成熟于明、清。金元时期,刘完素结合

《内经》的有关内容,对火热之邪致人疾病的病因病机作了深入的阐发,并倡言火热为病的广泛性,这在理论上为温病的病因学发展奠定了基础,对明清以后温病体系的形成产生了深广的影响。元末明初的医学家王履更明确地提出温病不得与伤寒混称的医学主张。明朝末年,自吴有性著《温疫论》之后,涌现出大量的温病学专著,于是在中医内科的外感时病分支中又形成了一个温病学派。

二

与外感时病中的伤寒、温病相比,内伤杂病在中医内科发展史上产生了更多的医书,从中医内科发展史的整个过程来看,属于内伤杂病类独立成书的内科医籍,其出现的时间大体是从金元时期开始,但这并不意味着金元以前的中医古籍就没有内伤杂病的内容,而是恰恰相反,在宋代以前的绝大部分中医古籍中,都或多或少地记载有内伤杂病的诊断治疗内容,只是这些医书都不是专门记载内伤杂病的专著而已。

传为华佗所作的《中藏经》一书对中医内科发展的贡献,首先是对脏腑辨证的内容做了系统的归纳总结,书中对每一个脏腑的辨证,都从虚实寒热几个方面,结合四诊的临床征象,进行比较、分析和论证,条理清楚,内容丰实,易于理解和掌握运用。其次还从临床实用的角度对常用方药剂型的功能特点和治疗优势给予论述,认为汤剂可以荡涤脏腑,开通经络,调和阴阳,祛除邪恶,润泽枯朽,悦养皮肤,益充气力,扶助困竭;丸剂可以逐风冷,破坚癥,消积聚,补脾胃,舒荣卫,开关窍,具有"缓缓然参合"的功效特点;散剂可以祛风寒暑湿之气、寒湿秽毒之邪,发扬四肢壅滞,剪除五脏之结伏,开肠和胃,行脉通经。此外又对常用治法中的汗法、下法、吐法、补法等的适应证和禁忌证作了理论上的提示。第三，关于治病的具体方剂，其选药组方大多具有拙朴简炼、药效迅捷、药力峻猛的特点，大抵贵通不贵滞，意在涤除病邪，通调气血，平和阴阳而已。

　　魏晋以后的临床医书，如果考察一下《隋书·经籍志》《新唐书·艺文志》，可以发现这一时期的医书多达数百种，其中后世流传下来的如葛洪《肘后方》、陈延之《小品方》、范汪《范东阳方》、徐嗣伯《风眩方》、姚僧垣《集验方》等，都记载有丰富的临床治疗学内容，特别是在葛洪的《肘后方》中已有明确文字提到了用青蒿治疟疾的方法。隋唐时期，产生了三部大型医学著作，即巢元方《诸病源候论》、孙思邈《千金方》和王焘《外台秘要方》。《诸病源候论》是一部临床病理学专著，对临床各科疾病的病因、病机、病证、证候等方面，都从脏腑、经络的生理、病理角度作了深入而具体的分析和总结，为临床上对于具体病证的辨证诊断以及确定治疗疾病的方法提供了理论依据，尤其是对内科疾病的病理认识，产生了深远的影响。《千金方》包括《千金要方》30卷、《千金翼方》30卷，是一部大型综合性的临床医学方书，书中记载有临床各科疾病的病因、病机、诊断、预后、病证特点、治疗方药以及调养、预防等内容，堪称为临床医学的百科全书，关于内科杂病的内容，在书中占有的比例最大。《外台秘要方》是继孙思邈《千金方》以后的又一部大型综合性临床医学巨著，其在临床各科疾病的分类编排上更具条理性和科学性，内容也更充实，反映了两晋至隋唐时期临床治疗学的基本发展情况。其中如对肺痨（肺结核）的临床症状特点的详细描述，对消渴病尿甜症状的发现以及对尿液之所以变甜的机理分析，对黄疸病治疗过程中用白绵布检验尿液的颜色变化做为判断其是否好转痊愈的重要指标，都反映了当时的医学发展水平，其中所载丰富多彩的治病方剂更是中医治疗学的宝库。

三

宋代以后至金元时期,是中医内科学发展的鼎盛阶段,一是在继承唐代以前临床治疗学的基础之上产生了大量的医学方书,二是出现了金元医家的学术争鸣,并因此推动中医内科学产生了一个飞跃性的发展。其中如《太平圣惠方》100卷,将各科临床的各类疾病分为1670门,各类各种病证之下都载有丰富的治病方剂,总计载方达一万六千余首。《圣济总录》200卷,收载将近二万首治病方剂,所治病证有诸风、诸痹、诸疟、霍乱、脏腑虚实诸证、心腹痛、消渴、黄疸、胸痹、呕吐、痰饮、咳嗽、诸气、吐血、衄血、积聚、泄痢、水肿、脚气、腰痛、虚劳、传尸骨蒸、诸淋等几十种疾病。又如《太平惠民和剂局方》所记载的藿香正气散、逍遥散、香连丸等,做为治疗内科杂病的常用方一直被后世医生沿用不衰。

这一时期学术争鸣的代表医家是刘完素、张从正、李杲和朱震亨,此外还有在学术师承上有密切联系的张元素、罗天益、王好古、戴元礼等人。他们都是在继承和阐发《内经》有关理论的基础上,结合自己的医学临床实践,对某一方面的医学理论和与之相关的治病用药方法进行了深入的研究,以至于在临床治病方面产生了四种各具特色的临床医学流派,也就是寒凉清火派、峻药攻邪派、调补脾胃派和滋阴降火派,并都有丰富的学术著作流传于世。如刘完素的《素问玄机原病式》《素问病机气宜保命集》《宣明论方》《三消论》等书,张从正的《儒门事亲》,李杲的《内外伤辨惑论》《脾胃论》《医学发明》等书,李杲的老师张元素的《医学启源》及《脏腑标本药式》等书,李杲弟子罗天益辑著的《东垣试效方》,整理李杲的遗著《兰室秘藏》,自己编著的《卫生宝鉴》等书,朱震亨的《格致余论》《局方发挥》，其弟子戴元礼编著的《金匮钩玄》《丹溪心法》《丹溪治法心要》《脉因证治》《推求师意》《证治要诀》等书，都具有很高的临床指导意义。

明清以后，中医内科在内科杂病方面的发展可以概括为三个方面，一是对金元以前的继承、总结和进一步发展，二是产生了数量可观而又卷帙繁巨的综合性医书，三是出现了在临床辨证治病用药方面各具特色的众多医家。大型综合性医书如楼英所编《医学纲目》40卷，以阴阳脏腑分病析类的编排方法，将临床各科疾病的证治方药统赅于阴阳、脏腑之下，无论是在医理方面还是治病的方药方面都有非常丰富的内容，并体现了异病同治的特点。孙一奎所著《赤水玄珠全集》，包括《赤水玄珠》30卷、《医旨绪余》二卷和《孙文垣医案》五卷，对各种病证的表里、气血、虚实、寒热等证候的属性和定位辨析颇详，又对一些病证名称古今混淆不清者做了精切的鉴别区分，对于指导治疗用药是很有价值的。王肯堂的《证治准绳》44卷，其中有《杂病证治准绳》八卷、《杂病证治类方》八卷，记载各种内科杂病的辨证诊断和治疗方药，收采丰富，本末俱备，且条目分列清楚，有"博而不杂，详而有要"的特点。武之望的《济阳纲目》108卷，内容以内科杂病的证治方药为主，收载历代医家尤其是金元以后的医家医著关于内科杂病的内容达一百余家，载方七千余首。张介宾所编著的《景岳全书》64卷，其中有《杂证谟》29卷，记载内科杂病的辩证诊断和治疗方法，《新方八阵》二卷、《古方八阵》九卷，记载病证的具体治疗方药，反映了张景岳治病用药的特点。清代医家沈金鳌的《杂病源流犀烛》30卷，主要记述内科杂病的证治方药，且每种病证均叙述其发展源流，自《灵枢》《素问》以迄宋、元、明诸医家医籍的有关内容，博观而约取之，又统会平日所读方书，研审其义理，或采前人之语，或揉一己之见，内容堪称丰富。其他如张三锡的《医学六要》19卷,张路玉的《张氏医通》16卷,冯兆张的《冯氏锦囊秘录》50卷,陈梦雷、蒋廷锡等奉朝廷之命主持编纂的《古今图书集成·医部全录》520卷,吴谦奉旨编纂的《医宗金鉴》90卷等,都是内容丰富的大型综合性医书。

四

关于明清时期医家个人在内科临床辨证治疗用药方面各具特色的医著,其数量不下数十家,如薛己《内科摘要》二卷,在内科杂病的治疗方法上受李杲的影响而又有所创新,善于从脾、肾、肝三脏入手治疗内科杂病的虚损性病证,在脾多从脾虚辨治,善用补中益气汤而又能结合自己的临床经验随证加减,灵活运用,反映出自己的治病用药特点。在肾多从肾阴、肾阳的不足辨治,善用六味地黄丸和八味肾气丸等方。在肝多从肝血不足和肝经郁火两方面辨治,多以逍遥散加减运用。周之干所著《周慎斋三书》《慎斋遗书》等,在继承李杲调补脾胃的治病用药方法的基础上,在临床病理学上又明确提出"脾阴不足"的概念,并在脾阴不足的辨证治疗方面显示出自己的治病用药特点,对于中风的治疗提出所谓"治痰先顺气,气顺痰自利;治风先治血,血行风自灭"的原则大法,对后世的临床治疗学有较大的影响。韩愗所著《韩氏医通》二卷,对内科临床病证的诊断、治疗方药及医案记载等方面均有所贡献,在脉诊方面创制了独特的脉体形象模拟实验法,使初学切脉者可以借助此种方法体会和认识多种脉象的形态特点,可以看做是中医在临床诊断方面的教学标本模型。强调了医案记载所具有的重要作用和意义,谓"凡治一病,用此式一纸为案……庶几病者持循待续,不为临敌易将之失,而医之心思既竭,百发百中矣"。对后世医家的病案撰写有较大影响。陈司成所著《霉疮秘录》,是我国临床医学发展史上第一部比较系统地讨论梅毒病的专著。书中指出此病有先天遗传和后天获得的不同,先天遗传系"原有父母禀受之遗毒而发",后天获得者则为直接接触等途径传染。在临床证候方面,指出了梅毒始发及发展各阶段的临床表现,在预防方面,提出了"亲戚不同居,饮食不同器"的隔离方法,治疗方面,主张化除毒邪与扶补正气兼顾的原则。

清代医家陈士铎所著《辨证录》,其特点是对各种病证发病原理的认识和治疗方法,多以假定的医案或医话形式进行讨论,重辨证而轻辨脉,常依据阴阳互根,五行生克的理论,结合脏腑之间的生理病理联系给予详细分析,且将辨证与治疗连贯叙述,理、法、方、药融为一体,其论病、制方多能超乎常人意表,反映了其本人辨证用药的特点。李用粹的《证治汇补》八卷,其中对发热证候的辨析颇为精详,内伤发热归纳了 11 种证候类型,丰富了发热证的辨证治疗内容。黄元御所著《四圣心源》10 卷,受《易经》的影响,重视人体阳气的功能作用,对脏腑生理病理的认识多有自己的独特观点,所论治病之法、方药之用,多自出胸臆,如治疗阳虚的天魂汤,治疗吐血、衄血的灵雨汤等,都显示其治病用药的独有特点。王清任所著《医林改错》,认为很多症状都与瘀血有关,丰富了瘀血证的诊断学内容,创制了血府逐瘀汤、少腹逐瘀汤、膈下逐瘀汤、通窍活血汤、补阳还五汤等以活血化瘀为主的方剂。吴澄所著《不居集》,以讨论内科杂病的证治方药为主要内容,其突出贡献,是对虚损性疾病的认识研究,在病因观点上创"外损"学说,与李杲提出的脾胃内伤的病机学说相对立,认为外邪乘人体之虚而致病,可以出现类似虚劳内伤的临床表现,而治疗之法,又当与虚劳内伤区别对待,应属于外感兼夹内伤的一类病证。其治疗不能单纯使用补虚之法,须以扶正祛邪兼顾之"解托"与"补托"二法,使元气旺而外邪渐渐脱出,是对李杲阐发脾胃内伤治疗方法的进一步发展和补充。唐宗海所著《血证论》,专门讨论出血性疾病的辩证和治疗,将各种出血性疾病分为血上干证、血外渗证、血下泄证和血中瘀证四大类别,治疗上概括为止血、消瘀、宁血、补虚四法,显示了其对血证治疗的丰富经验。清朝末年至民国初年的一段时间里,由于受西方医学传入中国的影响,出现了一些在学术上立足于中医,而又不同程度地夹杂一些西医内容的医书,如张锡纯的《医学衷中参西录》等,其在传统中医学方面的内容也大多值得肯定。

中医妇产科、儿科的历代发展概况

一、妇产科发展概况

中医妇产科内容散在记载于中医古籍的,如《素问·上古天真论》:"女子……二七而天癸至,任脉通,太冲脉盛,月事以时下。……七七任脉虚,太冲脉衰少,天癸竭,地道不通,故形坏而无子也。"在《内经》中还有一首专治妇人血枯经闭的乌鲗骨芦茹丸。张仲景《金匮要略》则有三卷内容属于妇产科,记载妊娠腹痛、妊娠呕吐、妊娠小便难、妊娠水肿、妊娠胎动不安、产后发热、产后腹痛、崩漏、热入血室、经期发热、带下病以及妇人症瘕、转胞、阴疮、阴吹等妇科杂病的证治方药,也有针刺法、灸法、外洗、阴道纳入等外治法。《诸病源候论》以八卷的篇幅记载包括月经、带下、前阴、乳房诸病,妊娠、将产、难产、产后诸病,对各种病证均详细记述其病因、病机、临床表现等,后世很多妇产科专著,如《妇人大全良方》等,在论述妇产科诸多病证的病因病机时,多依据此书。孙思邈编著的《千金要方》一书,十分重视妇人疾病的诊治,在其书的总论内容之后,将妇产科列在了其他临床各科的最前面,显示了对妇人病痛的更多同情,内容包括求子、妊娠、临产、难产、胞衣不下、产后诸病、月经、带下及其他妇人杂病的证治方药。唐代中期王焘编著的《外台秘要方》也以两卷35门的篇幅记述了妇科产科诸多病证的治疗方药。

明清以后的很多综合性医书中,大多列有妇产科的专卷、专论,如明代王肯堂的《证治准绳》有《女科证治准绳》五卷,清代的《医宗金鉴》有《妇科心法要诀》六卷等等。明代张介宾所编著的《景岳全书》64卷,其中38、39两卷为妇产科专论,称作《妇人规》,另外在该书的《古方八阵》部分还记载了历代以来的医学书籍内有关妇产科病证的治疗方药180多首。书中强调了妇人生理、病理的特殊性,又从古代的文化教育、风俗习惯、家庭、社会等方面指出,妇科疾病的诊断、治疗的难度更大,书中说:"妇人之情……慈恋爱憎,嫉妒忧恚,罔知义命,每多怨尤,或有怀不能畅遂,或有病不可告人,或信师巫,或畏药饵,故染着坚牢,根深蒂固,而治之有不易耳。"

妇产科专著的出现,早在汉代就有马王堆汉墓出土的《胎产书》,是迄今所知最早的妇产科专书,书中内容以怀孕、养胎、胎教和生产、优生的论述为主,假托禹和幼频两人相互问答来讨论胎孕、产育等诸多问题,限于当时的社会文化背景、生活习俗、宗教因素等原因,叙述中的有些观点夹有巫术迷信成分,但总体而言瑕不掩瑜,其中注重在孕期对孕妇的精神、饮食、起居、环境等方面的调摄,内容都是科学、可取的,如指出孕期应避免房劳之事,否则"百节皆病",在饮食起居调养方面指出,一月初孕,"食饮必精","酸羹必熟","勿食辛腥",在孕妇的精神、行为调养方面,认为孕妇的精神修养和言行举止对胎儿是有影响的,提倡给孕妇创造良好的生活环境,以利于提高胎儿素质,其有关逐月养胎的内容,应该是后世逐月养胎学说的渊源。如北齐徐之才的《逐月养胎法》,后世医书中多有记载,谓"妊娠一月名始胚。饮食精熟,酸美受御,宜食大麦……不为力事,寝必安静,无令恐畏","妊娠二月名始膏……居必静处,男子勿劳","妊娠三月名始胎……为定形","妊娠四月,始受水精以成血脉……儿六腑顺成,当静形体,和心志,节饮食","妊娠五月,始受火精以成其气,卧必晏起,沐浴浣衣,深其居处……调以五味,是谓养气,以定五脏。……五月之时,儿四肢皆成,(孕妇)无大饥,无甚饱,无食干燥,无自炙热,无大劳倦","妊娠六月,始受金精以成其筋,身欲微劳,无得静处,出游于野……是谓变腠理,纫筋以养其力,以坚背膂……六月之时,儿口目皆成,调五味,食甘美,无太饱","妊娠七月,始受木精以成其骨,劳身摇肢,无使定止,动作屈伸,以运血气,居处必燥,饮食避寒,常食稻粳,以密腠理,是谓养骨而坚齿……七月之时,儿皮毛已成,无大言,无号哭,无薄衣,无洗浴,无寒饮","妊娠八月,始受土精以成肤革,和心静息,无使气极,是谓密腠理而光泽颜色……八月之时,儿九窍皆成,无食燥物,无辄失食","妊娠九月,始受石精以成皮毛,六腑百节,莫不毕备,饮醴食甘,缓带自持而待之,是谓养毛发,致才力……九月之时,儿脉续缕皆成,无处湿冷,无着炙衣","妊娠十月,五脏俱备,六腑齐通,纳天地气于丹田,故使关节人神皆备,但俟时而生",其最后总结说,"妊娠一月始胚,二月始膏,三月始胞,四月形体成,五月能动,六月筋骨立,七月毛发生,八月脏腑具,九月谷气入胃,十月诸神备,日满即产矣"。这些具体而细致的记述有很高的参考价值。

唐代昝殷编著的《产宝》是现存最早的产科专著,后来经周颋增补并序,取名《经效产宝》,该书分三卷,41论,上卷论述养胎、保胎、安胎、食忌、妊娠恶阻、胎动不安、漏胞下血、身肿、腹胀以及难产诸疾,特别对横产、倒产作了重点介绍。中卷、下卷论述产科各种疾病的治疗与方剂,所载处方和短论,简单明了,实用性较强,保持着唐代以前的朴素医风,如谓妊娠恶阻的临床表现是:"阻病之候……四肢沉重,懈怠,恶闻食气,好吃酸咸果实,多卧少起,三月、四月多呕逆。"对胎动不安的治疗,指出"安胎有二,因母病以动胎,但疗母疾,其胎自安。又缘胎有不坚,故胎动以病母,但疗胎则母瘥"。又谓血崩之证,"血崩宜审血色之红紫,形色之虚实。如血紫有块,宜去其败血,若留之反作痛,不可以崩论。如鲜红之血大来,乃是心因惊伤不能生血,肝因怒伤不能藏血,脾因劳伤不能统血,当以崩治之"。

宋代妇产科内容最丰富、对后世影响最大的医书,当属《妇人大全良方》,编著者陈自明,字良甫,晚年自号药隐老人,抚州临川(今属江西)人,家传三世业医,曾任建康府明道书院医学教授,对医学理论及临床均有深入研究,尤精于妇人科。他认为,"医之术难,医妇人尤难",而"医产中数症,则又险而难",因此,潜心钻研中医妇产科,遍览医籍,博采众长,总结出"产前先安胎、产后先补益"等治疗大法,又结合家传验方进行整理,于南宋嘉熙元年(1237)编成这部我国医学史上影响最大的妇产科专著。该书分24卷,将妇产科疾病归纳为调经、众疾、求嗣、胎教、妊娠、坐月、产难、产后等八门,其如此分类的考虑是,"凡医妇人,先须调经,故以为初;经脉不调,众疾生焉,故以次之;众疾既无,须知求嗣;求嗣已明,须知胎教;胎教已明,须知妊娠疾病;妊娠疾病已明,须知坐月;坐月已明,须知产难;产难已明,须知产后疾病","药不惟其贵贱,惟其效","庶几病者随索随见,随试随愈"。其论述性内容260余论,并附有医治验案,记载方剂1000多首,医案40多例。其学术渊源本于《黄帝内经》《诸病源候论》等书,书中既有精当的理论等论述性内容,又有丰富的临床病证的诊治方药,并且保存了宋代以前很多妇产科专著及其他医书中有关妇产科的内容。如书中记载的乳岩(乳腺癌)一病,指出这种疾病"若初起内结小核,或如鳖棋子,不赤不痛,积之岁月渐大,巉岩崩破,如熟榴,或内溃深洞,血水滴沥,此属肝脾郁怒,气血亏损,名曰乳岩,为难疗",其对于乳腺癌的观察与研究早于世界其他国家很多年。

明清时期,妇产科著述进一步增多,如薛己的《女科撮要》,万密斋的《万氏家传妇人秘科》,武之望的《济阴纲目》,萧赓六的《女科经纶》,傅山的《傅青主女科》,亟斋居士的《达生篇》,陈念祖的《女科要旨》,沈金鳌的《妇科玉尺》,陈莲舫的《妇科秘诀大全》,阎成斋的《胎产心法》,单养贤的《胎产全书》,张曜孙的《产孕集》等等,以下择其影响较大者介绍二种。

《傅青主女科》二卷,明末清初医学家傅山编撰,其内容简明扼要,辨证论治的理法方药谨严实用,重视肝、脾、肾三脏在妇科诸多病证中病机变化的重要性,治疗善用培补气血、调理脾胃、疏肝、补肾等方法。全书内容包括带下、血崩、鬼胎、调经、种子、妊娠、小产、难产、正产、产后等,每一病证都分为若干类型,每一类型先有理论性叙述或讲解,后列方药,论述中多有自己的见解,并有自己组创的方剂,如将妇人带下病分为四种类型,脾虚湿重的用完带汤,肝经湿热的用加减逍遥散,肾火盛而脾虚,形成下焦湿热的用易黄汤,血虚肝郁化热的用清肝止淋汤。《达生篇》三卷,亟斋居士编撰,为产科专著,上卷记述原生、临产要旨、试痛、临产需用、验案等,中卷记述保胎、饮食、小产、胎死腹中、产后要旨、胞衣不下、乳少、原方药、格言等,下卷记述保产育婴论、胎前十七方、临产十方、产后十四方、治小儿方、毓胎避忌等内容。此书的一大特点是语言浅显通俗,自谓"此编言语俚俗……原为妇人而设……不识字者令人诵之,皆可通晓",所以除了专业性很强的名词术语之外,几乎全用口语,目的是为了使书中的内容得到广泛的普及,让古代文化水平普遍较低的孕产妇及所有社会底层的劳苦大众都能受益。此外还把产前、临产时的重要事项列在该书的最前面,"切要者载之篇首,且令开门见山……

自可无误",另外,对婴儿的性别,作者强调,他人不要在刚出生时就对产妇产下女婴加以指责或表示失望,以避免对产妇的不良精神刺激,谓"生男生女……与妇人何干?倘或连胎生女,此亦人事之常,不可在旁咨嗟叹息,令其气苦",这些地方都可见到作者怜悯、救助产妇的良苦用心。在专业内容方面,书中指出孕妇产期临近的腹痛,要注意区别有"试痛"与"正生"的不同,所谓"试痛",是指不规则的轻微腹痛,这不是临产前的征兆,告诫孕妇不必惊慌,可以正常饮食、睡眠,待到出现规律性地下腹部阵痛时,乃所谓"正生",这才是临产前的征兆,应做好接生、助产的准备。

二、儿科发展概况

中医儿科的早期记载,在《内经》中已经有所论述,如《灵枢·逆顺肥瘦》言"婴儿者,其肉脆,血少,气弱",《素问·奇病论》则认为"人生而病癫疾者,病名曰何,安所得之?岐伯曰:病名为胎病,此得之儿在母腹中时,其母有所大惊,气上而不下,精气并居,故令子发为癫疾也",分别记述了小儿的体质生理特点及癫痫的发病原因,而且提示了小儿癫痫病因的先天性因素。西晋王叔和的《脉经》记述了小儿的脉象特点是"小儿之脉快疾,一息七八至曰平"。《诸病源候论》记载有儿科病证六卷共250多个证候,是儿科病因证候学系统资料的最早记载,如其中对新生儿破伤风(脐疮)的病因、感染途径已经有了比较正确的认识,谓"初生断脐、洗浴,不即拭燥,湿气在脐中,因解脱遇风,风湿相搏……风气入伤经脉,则变为痫也"。孙思邈的《千金要方》有"少小婴孺方"二卷,内容涉及新生儿护理、养育的各种方法,多种儿科疾病的诊断治疗,记载了儿科疾病的治疗方药300多首。宋代大型医学方书《太平圣惠方》《圣济总录》分别以12卷、16卷的篇幅,记载儿科的理论及各种儿科病证的治法、方药。金元时期河间学派的《宣明论方》有小儿科专论,认为小儿体质因其为纯阳之体,故而患病"热多冷少",主张以寒凉药物治疗小儿热病。张从正的《儒门事亲》,以较大篇幅记载儿科的有关内容,总结出四类孩童时期相对高发的疾病,即惊风、疳积、呕吐、腹泻,认为导致这些高发疾病的原因,多为饮食过饱、衣着过暖,致使内生火邪、湿热,若再遇到外因风冷之邪,即易发病,邪气乘肝则为惊风,邪气乘脾则为疳积,邪气乘胃则为呕吐,邪气乘大肠则为腹泻,治疗上记载了20多种儿科病证的治疗方药,大多具有较高的临床实用价值。

明清时期王肯堂编著的《证治准绳》中有《幼科证治准绳》,综合整理了明代以前有关儿科的文献资料,也兼有其个人的见解、议论,认为儿科疾病的诊治固然有其难处,但若辨证、认病准确,用药得当,较之成年人更容易奏效,"幼科最难,谓之哑科,谓其疾痛不能自陈……吾独谓不然,夫幼少者精神未受七情六欲之攻,脏腑未经八珍、五味之渍,投之以药,易为见功"。书中还记载了一些相对少见的特殊疾病,如婴儿的先天性肛门闭锁,指出当以外科手术的方法使其畅通,"肛门内合,当以物透而通之……须刺入二寸许,以苏合香丸纳入孔中,粪出为快。若肚腹膨胀,不能乳食,作呻吟声,至于一七,难可望其生也"。小儿科常见传染病麻疹的病名、临床表现、并发症、诊治方法的较早记载,则见于龚信原著、后由其子龚廷贤续编的《古今医鉴》中,并从临床表现的异同上与痘疹(天花)作了鉴别,后来龚廷贤在其编著的《万病回春》中又有述及。其他综合性医书,如《景岳全书》内有《小儿则》,清代《医宗金鉴》内有《幼科杂病心法要诀》《痘疹心法要诀》《种痘心法要旨》,吴瑭《温病条辨》内有《解儿难》,叶桂《临症指南医案》内有《幼科要略》等儿科内容的专卷、专论。

儿科专著出现于唐末宋初,有托名师巫的《颅囟经》,书名取小儿初生时颅囟未合之义,原书至明代已经失传,现在所能见到的是辑自《永乐大典》的《四库全书》本,已非全帙。其书上卷论述小儿脉法、病证、治疗以及小儿疾病的特殊诊断和鉴别方法,并对小儿多发病惊、痫、癫、疳、痢等病证、治法详加论述,下卷载火丹(丹毒)、杂症等15候,并记载治疗方药。书中叙述小儿的生理体质为"纯阳之体",提示了小儿生机旺盛、发育迅速的体质特点,所载儿科多种病证的治法方剂,组方用药大多古朴简练,切于实用,对后世儿科的发展有较大影响,北宋的儿科名家钱乙,即以深谙《颅囟经》而名重当时。

至北宋宣和年间,对后世儿科发展影响极大的《小儿药证直诀》问世,该书由北宋名医钱乙初步奠基,后由其学生阎孝忠整理编著而成,卷上为儿科脉证治法,论及小儿的生理、病理,五脏辨病论治等,共载小儿病证诊候及方论81篇,卷中详记钱氏治疗小儿疾病的医案20余则,卷下诸方,记载儿科疾病的治疗方剂,并提示其配伍和用法。书中强调,小儿与成人相比较,在生理、病理上有其自身特点,谓小儿在生理上"五脏六腑,成而未全,全而未壮",在病理上"脏腑柔弱,易虚易实,易寒易热",因此,其感受邪气之后,往往较成人的抗邪能力为低,更易被邪气所伤,因而多见邪实之证。但另一方面,邪气侵犯人体之后,由于小儿脏腑气血未充而柔弱,邪气更易损耗正气,因而又易于使小儿正气受损而转化为虚证。其阳气不充盛,被耗伤则生寒;其阴精不充足,被耗伤又可生热,故而在病理上的虚、实、寒、热变化迅速。这一理论认识为正确掌握小儿疾病的发展变化规律奠定了理论基础。在具体病证的辨证论治方面,多围绕着五脏的虚实寒热而设,如心实热用导赤散,心虚热用生犀散;肝实热用泻青丸,肝虚热用六味丸;脾虚用益黄散,脾湿热用泻黄散;肺虚用阿胶散,肺热用泻白散;肾虚用六味地黄丸等等,其制方遣药的原则重视选药柔和,反对过用攻伐之品。书中的很多方剂如导赤散、泻白散、泻青丸、六味地黄丸、七味白术散等,不仅用于儿科,后世医家还广泛运用于内科、妇科病证的治疗。

南宋时期刘昉等人编著的《幼幼新书》40卷,分667门类,约120万字,辑录南宋以前百余种医籍中有关儿科的医论和方剂,汇集许多民间验方及私人藏书中有关儿科的内容,堪称为宋以前儿科学之集大成者,所引前代资料不仅非常丰富,而且其文献来源均标有明确出处,其中不乏后来已佚之医著或其他文献,既有儿科医学的学术价值,又有重要的文献史料价值,内容包括求子、方书叙例、小儿调理、用药及诊法,初生儿的保育,先天疾病,以及蒸、忤、魅、啼、惊、痫、风寒时气、咳、疟、斑疹、麻、痘、热、痰、汗、疸、寒逆、癥积诸病、各种疳症、霍乱、泄、痢、血证、痔、淋、虫病、疝瘕、水饮、小儿五官诸病、痈疽、疮疥、丹毒、外伤等,各种治法方药非常丰富。书中记载的虎口三关指纹诊法,是为儿科诊断学方法上的一个重要发明。

宋金元时期的儿科著作,还有董汲编著的《小儿斑疹备急方论》,南宋名医陈文中编著的《小儿痘疹方论》,作者姓名无确考的《小儿卫生总微论方》(又名《保幼大全》)20卷,元代医家曾世荣编著的《活幼口议》、《活幼心书》等,都有较高的学术价值。其中《小儿卫生总微论方》论证了小儿脐带风是与成人破伤风同属一种疾病,并且发明了用"烙脐饼子"烧烙断脐的方法,用来预防脐带风的发生,具有较高的科学实用性,在十八世纪后期西方医学发现破伤风杆菌之前,这种看似朴素的预防方法,不知挽救了多少婴儿的性命。

明清以后，儿科专著的数量进一步增多，对儿科疾病诊断、治疗的水平也较前代又有提高，如徐用宣的《袖珍小儿方》，寇平的《全幼心鉴》，鲁伯嗣的《婴童百问》，薛铠、薛己父子的《保婴撮要》，万全编著的《万氏家藏育婴秘诀》《万氏家传幼科发挥》《万氏秘传片玉心书》《痘疹心法》等，夏禹铸编著的《幼科铁镜》，谢玉琼编著的《麻科活人全书》，陈复正编著的《幼幼集成》等等。其中鲁伯嗣编著的《婴童百问》10卷，论列病证94种(类)，记载方剂800多首，以问答形式整理辑录了有关婴幼儿的初生、养护、病证、诊治等内容，又结合自己的临床经验及学医心得，对有关内容加以阐述发挥，具有较高的学术价值。曾为太医院御医的薛己，与其父薛铠合著的《保婴撮要》20卷，除了记述小儿发育、养护等内容外，对儿科病证又细分为内科、外科、五官等科的病证200余种，并且记载有自己经治的儿科医案，其对于哺乳期婴儿疾病的治疗，强调应该母子同时治疗。

痘疹(天花)曾经是威胁小儿生命的一大疾病，而人痘接种的发明得以挽救众多婴幼儿的生命。我国古代医学文献中最早记载天花者，是葛洪所著的《肘后方》一书，当时称为"天行发斑"、"斑疮"。对这种疾病施行人痘接种的方法，用来预防其严重发病，以减少死亡率的确切文献记载，见于清代雍正年间俞茂鲲所著《痘科金镜赋集解》，书中说"种痘法起于明朝隆庆年间宁国府太平县……得之异人丹家之传，由此蔓延天下"，"近来种花(人痘接种)一道，无论乡村城市，各处盛行"。张璐在其《张氏医通》一书中，则记载了人痘接种的具体方法有"痘苗法"和"痘衣法"，后来在清朝政府主持编纂的大型医学类书《医宗金鉴》中更有专书《痘疹心法要诀》、《种痘心法要旨》，详细记述了种痘要旨、选苗、蓄苗、禁忌、可种、不可种、水苗种法、旱苗种法、痘衣种法、痘浆种法、天时、调摄等,内容详尽,表述清晰,可操作性强。人痘接种法的发明与普及,不但惠及众多的国人,还传到朝鲜、日本、俄罗斯、欧洲等许多国家地区,为天花的预防治疗作出过巨大的贡献。

中医其他临床学科的历代发展概况

一、中医外科发展

中医外科的发展最早可追溯到传说中黄帝时期的神医俞跗,他不但可以诊断疾病所在,还能顺着五脏腧穴,割皮解肌,疏通经络,连结损伤的筋腱。虽然带有传说色彩,也能说明中医外科的源远流长。《山海经》载:"高氏之山,其上多玉,其下多箴石。"郭璞对箴石的注:"可以为砭针,治痈肿者。"随着社会的进化,砭石、砭针等成为外科治疗中常用的工具,比如以之排脓等。从1973年出土的《五十二病方》来看,西汉时期,人们对感染、创伤、冻疮、皮肤病等外科疾病已经有了初步的认识,并有对割治疗法的简单记载。《内经》中不但记述了当时所知的外科病名,以及对痈疽病因病理的一定认识,还记录了针砭、按摩、猪膏外用等多种疗法。张仲景的《金匮要略》中所记录的外科内容也对后世产生很大影响,比如其中所载的用于治疗肠痈、狐惑病等药方,至今仍用于临床。东汉末年华佗发明的麻沸散,不但推动了中医外科的发展,还缓解了病人的手术疼痛之苦。

中医外科在魏晋南北朝以至隋唐五代时期取得了长足的发展,出现了诸多记述中医外科内容的著作,比如《刘涓子鬼遗方》《肘后备急方》《诸病源候论》等。其中《刘涓子鬼遗方》是我国现存第一部中医外科专著,书中载有外伤科处方140余个,并对痈疽的鉴别、诊断方法予以较为详细的介绍,所述大多符合临床应用,对当代临床仍具有指导作用。《诸病源候论》载有很多外科内容,其中对皮肤病、丹毒、痈疽、痔瘘等病理认识颇有独到见解。《千金方》所记述的葱管导尿方法,早于西方导尿术1200多年。至宋代,中医外科发展日益成熟,治疗上讲求扶正与祛邪结合,外治与内治结合,如《魏氏家藏方》所述痔疮的疗法,比以往枯痔疗法又有进步,金元时期有《外科精要发挥》《外科经义》等外科专著问世。

明清时期的外科已经形成了诸多流派,专科著述更加增多,比较有代表性的有薛己的《外科枢要》、汪机的《外科理例》、王肯堂的《疡科准绳》、陈司成的《霉疮秘录》、陈实功的《外科正宗》、王维德的《外科全生集》、高锦庭的《疡科心得集》、陈士铎的《外科秘录》等。其中,薛己的《外科枢要》在论及破伤风的诊治方法时,首次详细叙述了对新生儿破伤风治疗的方法,陈司成的《霉疮秘录》是中国医学史上第一部论述梅毒的专著,书中不但对这种病症的发展分期予以详细区别与记述,还阐发病因病机,分析宜忌,并提出以丹砂、雄黄等含砷药物对梅毒进行治疗的方法,这也是世界最早提出以含砷制剂治疗梅毒的记载。陈实功的《外科正宗》是外科"正宗派"的代表论著,该书详记病名,并对自唐到明的外科治疗方法进行收录,在外科治疗的内治法中重视对脾胃的养护与调和,并载有包括腹腔穿刺排脓术、指关节离断术等在内的14种手术方法,十分具有临床应用价值。特别是,从该书所述来看,无菌操作的观念已在此时萌芽,提出了诸如换药室要"净几明窗"等要求,体现了时人对外科手术时要保持洁净的科学性认识。此时的"全生派"以王维德为代表,他的《外科全生集》把复杂的外科疾病以阴证、阳证分类,创立了中医外科中以阴阳作为辨证纲领的辨证论治法则,比如痈为阳、疽属阴等,治疗上反对滥用刀针等器械,提出"以消为贵,以托为畏"的医治主张,显示其强调内治法的特色。

二、中医骨伤科的发展

古籍中所见的"接骨""正体""正骨"等名称都是中医骨伤科的别称,它古属"折疡"、"金簇"之列,是伴随着古代人民的生产活动产生而发展的,有着非常悠久的历史。在原始社会,人们在从事生产劳动时对人体带来的创伤使人们逐渐摸索出减轻伤口疼痛或者治愈患处的方法,酒的发明对于跌打损伤的治疗具有一定的积极作用。从马王堆出土的文献来看,《五十二病方》《足臂十一脉灸经》《帛画导引图》等都有关于当时外科、骨伤治疗的记述。作为我国医学的奠基之作,《内经》也为后来的中医骨伤科发展提供了很多有借鉴性的内容。在《居延汉简》《武威汉代医简》中都有对于骨伤治疗的诸多记载,而作为外科鼻祖的华佗,无论是他发明的麻沸散还是五禽戏,都对骨伤疾病的治疗产生积极的影响。

由于战乱频仍,三国至隋唐五代时期是中医骨伤科诊疗技术的大进步时期。骨伤疾病的增多使得对于骨伤的诊断治疗技术积累了丰富的经验,从而促进了骨伤科的发展,比如对于夹板固定骨伤方法的记载,对于下颌脱臼治疗手法的记载,都由晋代的葛洪率先记录于《肘后方》中。南北朝时期的《刘涓子鬼遗方》以及后来隋代的《诸病源候论》都有关于金疮以及骨肿瘤的治疗及分析,特别是《诸病源候论》一书提出的包扎与清创的注意事项为后世的清创术奠定了理论基础。蔺道人所作《仙授理伤续断秘方》是中医骨伤科历史上具有举足轻重地位的著作,书中详细记述了折损、金疮、恶刺等骨伤疾病的诊疗方法,并对骨折、脱位等治疗手法进行较为细致清楚的描述,首次记载了髋关节脱臼的种类并对治疗方法予以陈述,是我国现存最早对骨伤科进行专门论述的著作,在治疗上体现了内外兼顾的中医整体观。

宋代在太医局的设立中专设"疮肿兼折疡科",使得骨伤科逐渐呈现独立且分科具体化的发展趋势,元代基本承袭这种局面,将"正骨科"及"金镞兼疮肿科"入太医院的"十三科"。宋代的法医学对骨伤医学起到巨大推动作用,其中《欧希范五脏图》和宋慈的《洗冤集录》中涉及到解剖学的诸多内容对骨伤科的进步尤其不可低估。比如《洗冤集录》中对人体骨骼、关节的全面描述以及对损伤部位的检查方法、致伤原因的分析,都对骨伤科的发展奠定了坚实基础。《太平圣惠方》将"折伤"、"金疮"列入伤科范畴,提出以柳木夹板固定为佳,治疗上将中医整体观在骨伤治疗的应用中有所发挥,提出"补筋骨、益精髓、通血脉"的内治法主张,并对前代的熨、贴、淋、膏摩等外治法予以继承。《医学启源》对治疗内伤的引经药的总结,为后来骨伤治疗中理气活血方法的运用深具启发作用,李杲所创制的"复原活血汤"即运用了疏肝活血逐瘀的法则。后来的《永类钤方》《世医得效方》《回回药方》等都在继承前人经验的基础上有所创新。

明清时期中医骨伤科的发展,在《普济方》中辑录了治疗骨伤的方药1256首,介绍了十余种应对骨折脱位的复位和固定法,是15世纪以前论述治伤方药、方法最为详尽的一部医学著作。出现的骨伤科专著,较有代表性的有薛己的《正体类要》、异远真人的《跌损妙方》、王肯堂的《疡科证治准绳》、赵廷海的《救伤秘旨》、胡廷光的《伤科汇纂》等。其中薛己的论著是骨伤科中对中医整体观论述较为精当的一部,其中的"气血学说"以及"平补法"都对后世产生影响。至清代,《医宗金鉴》中的《正骨心法要旨》总结了前代的正骨经验,并对临床经验予以总结,详细记录了人体各部的骨度(骨骼长短和大小的度数),其治疗方法注重理论与实践相结合,体现了求真务实的科学精神。

三、中医针灸、推拿的历代发展

中医针灸、推拿经过了漫长的发展历程，随着历史的发展，日趋受到国人乃至世界的关注与喜爱。它们主要通过针、灸及推拿的手法，作用于人体穴位或部位，以期减缓病痛、防治疾病、强身健体，是中国古代人民在与疾病的长期斗争中，逐渐认识并总结出的一套独特的治疗方法。

上古时期的"砭术"即是我们现在所说针刺的前身，它产生之初主要通过砭石来行针刺之术，以后逐渐由石针、骨针、竹针衍变为金属针。而灸即为中医热疗之法，《孟子》所云："七年之病，求三年之艾。"说明战国时期人们已利用艾灸的方法对患者施治。在不断的探索中，人们发现了很多腧穴（又称"气府""气穴""穴位"），将这些腧穴予以命名，还根据刺灸的感应情况和解剖经验探索出人体的经络系统，并与五行学说相关联，产生了经络学说。这一学说与其他中医理论相结合，使针灸学成为中国古代医学中一个独立的组成部分。长沙马王堆汉墓出土的医学帛书反映出经络学说的早期面貌，其中比较有代表性的是《足臂十一脉灸经》、《阴阳十一脉灸经》，其内容表明当时社会的人们对针灸已经有了比较清晰的认识，针灸学已初具规模。至《黄帝内经》时期，有了关于经络、腧穴、针灸方法、禁忌与适应证等较为系统而全面的论述。

现存最早的针灸学著作，是晋代皇甫谧苦心孤诣而成的《针灸甲乙经》。此书在针灸学发展史上具有承上启下的作用，是继《黄帝内经》之后对针灸学的一次总结，为后来针灸学的发展打下了基础。该书确定了349个腧穴的位置、主治以及操作手法，对常见病的治疗、治疗注意事项、脏腑经络学说予以论述阐发，是针灸发展史上重要的医学经典。葛洪的

《肘后备急方》中加大了对于灸法载述的力度,在书中所录的109条医方中,灸方占居99条,体现了作者对灸的重视。唐代的《千金方》对针灸学作出了巨大的贡献,书中孙思邈对其所发明的同身寸取穴法进行了明晰地论述,又明确了"阿是穴"的取法和应用,并用不同颜色将人体正面、背面以及侧面的十二经脉和奇经八脉进行勾勒,绘制了"明堂三人图",提出灸法可预防疾病,丰富了中医养生保健的内容。

北宋王惟一对中医针灸学发展作出了突出贡献,他编撰了《铜人腧穴针灸图经》,还督工铸造了两尊铜人,是我国最早的针灸模型,医学生可以通过它们更直观的掌握人体经络腧穴的位置,利于临床操作与治疗,为针灸学的教育与传播事业作出巨大贡献,推动了针灸学的发展。元代是针灸学发展史上的过渡阶段,滑伯仁提出了任督二脉虽属奇经但有专穴的主张,并将之与十二经并论为十四经,他的《十四经发挥》是此时针灸学的代表作。至明清,针灸学有了蓬勃的发展,很多医学名家都对针灸之术有着独到的见解与钻研,涌现出很多针灸专著,比如杨继洲的《针灸大成》、高武的《针灸聚英》、李时珍的《奇经八脉考》;清代吴谦等编著的《医宗金鉴·刺灸心法要诀》、廖润鸿的《针灸集成》等。

推拿学的产生发展,《黄帝内经》与《黄帝岐伯按摩》十卷可视为奠基之作,所惜《黄帝岐伯按摩》十卷已佚,但从《内经》对于推拿有关内容的记述,仍可见当时推拿学的概况。魏晋隋唐是推拿学发展的鼎盛阶段,唐代不仅继承前代设有按摩专科,还把按摩医生进行品级划分,有按摩博士、按摩师和按摩工,并定期组织考核,对推拿按摩学的发展起到积极推动作用。并且,人们还将自我按摩运用于对疾病的防治中,使其方法更为推广。又根据病情需要,在体表涂上中药制成的膏,比如丹参膏、莽草膏等,通过药物和按摩手法相得益彰的作用预防、延缓或治疗疾病。从治疗范围来看,推拿已广泛运用在外感、内伤和急救中。在唐代开放的外交政策影响下,中医推拿还外传于朝鲜、日本、印度甚至西欧一些国家,在域外产生影响。

宋代的按摩比较重视手法,强调推拿手法的辩证应用,宋金时期的按摩还用于催产,明代的推拿在防治小儿疾病方面取得长足发展,形成了小儿推拿的独立体系。详细记述小儿推拿的著作有《小儿按摩经》、《小儿推拿方脉活婴秘旨全书》、《小儿推拿秘诀》等,其中以《小儿按摩经》最具代表性和影响力,是我国现存最早的论及小儿推拿的专著,且"按摩"又称"推拿"也源于此。清代统治者将推拿视同有伤大雅的小道之术,推拿科从太医院取消,但推拿学在民间却拥有着勃勃生机,产生的此类著述有熊应雄的《小儿推拿广义》、骆如龙的《幼科推拿秘书》等。

四、中医五官科的发展历程

中医的五官包括眼、耳、口齿、鼻、舌。甲骨文中就有关于五官病变的零散记载,比如"贞王弗疾目"、"贞旨自(鼻)病"、"贞病耳"等,《周礼·天官》把眼、耳、口、鼻、二阴作为九窍这样一个系统看待,最早从事五官治疗的医生应该是扁鹊,如《史记》所载:"扁鹊过洛阳,闻周人爱老人,遂为耳目痹医。"但先秦时期的五官科还未自成系统,没有专门从事五官科治疗的医生出现。

《黄帝内经》比较全面的论述了眼与脏腑经络的生理、病理的关系,也记载了很多眼病症状及诊断方法,为后来眼科"五轮学说"的提出及眼科的独立与发展起到了奠基作用。《神农本草经》收录的365味药物中,用于眼病治疗的药物约80余味,包括治青盲药、治伤眦药、治眼赤白膜药等等。《伤寒杂病论》中所提出的六经辩证方法也为后来眼科六经辩证论治体系的形成提供了借鉴。《说文解字》作为历史上第一部字典,其中有关于眼的生理病理的汉字约120余个。《针灸甲乙经》有30多个穴位关乎眼病的治疗,如睛明、承泣、神庭、风池等,并对针灸手法与禁忌进行了较为清晰的记述。书中还增加了目白翳、远视不明、白膜覆瞳子等眼病名称。从史料记载来看,作于隋唐时期的《陶氏疗目方》虽然已经亡佚,但仍被看作是最早的中医眼科专著。《诸病源候论》对眼病证候详加区分,集中收录了38种眼病,对眼病的病因病机予以详尽分析和论述。《千金方》与《千金翼方》中明确提出容易导致眼病的19种因素,并提出了相应的处理办法和改善措施。在治疗上,不但记述了内服和外用药方80余首,还记载了赤白膜的割除手术。《外台秘要》收录了《天竺经论眼》这一印度眼科著作的内容,其中有关于眼的解剖、病理等方面记述,对金针拨内障的最早记载,也有对白内障、青光眼等眼部疾病的鉴别与诊断。《龙树眼论》也于唐代十分盛行。

北宋时期已将眼科设立为太医署的九科之一,并将《龙树眼论》作为必修教材。在《太平圣惠方》《本事方》《儒门事亲》等医学论著中都对眼病有专章论述,眼科专著中较有代表性的如《银海精微》《秘传眼科龙木论》《原机启微》等,出现了眼科的"五轮学说",在治疗方面,此时用于眼病治疗的方剂空前增多,对方剂的主治及用法记录十分明确清晰,还有很多针灸治疗眼病的内容,如《圣济总录》载有130多个治疗穴位,详述每个穴位的针法、主治及注意事项。另外,我国对于老花镜的利用大概始于宋代,据南宋赵希鹄《洞天清录》:"叆叇,老人不辨细书,以此掩目则明。"此所说"叆叇"即为改善老年人视力的老花镜。

明清时期的太医院都将眼科列入其分科之一,此时不但出现较多的高质量眼科专著,对前代的眼科著述也几次再版,后世所能见到的眼科古籍多为此时版本。从理论发展来看,此时的眼科理论在深度和广度上都较之前代又有提高。著述方面有《普济方》《医方类聚》《证治准绳》《本草纲目》《景岳全书》《古今图书集成·医部全录》《古今医鉴》等综合性医书中包括的眼科内容,以及《审视瑶函》《眼科阐微》《目经大成》《银海精微》等眼科专著。其中《证治准绳》对"五轮学说"作了较全面整理,随后,《审视瑶函》对这一理论又有进一步阐发,形成较为完整的"五轮学说"。《审视瑶函》共分七卷,包含了医案、五轮八廓定位图、气功与五运六气等内容,记述眼病108症,介绍眼科针灸要穴30余处,附图13幅,是一部内容丰富、体例完善、很具有实用性与启发作用的眼科专著。黄庭镜的《目经大成》不但对五轮八廓、六腑三焦辨证等予以阐述,还以精到的语言记述了针拨白内障术的准备、操作、术后处理等,对后世的眼科手术有较大影响。

从耳鼻喉科的发展来看,《黄帝内经》已记述了它们与五脏六腑的关系,《伤寒杂病论》记述了当时可见的耳鼻喉病证"梅核气"的症状特点及治疗方法,魏晋到隋唐时期,耳鼻喉科初具规模,《针灸甲乙经》和《肘后方》是最早将耳鼻喉等五官病证进行专卷论述的著作,《诸病源候论》涉及耳鼻喉病候130余种,《千金方》中将五官病以七窍病相称,设立专卷进行介绍。唐代太医署中设有耳目口齿科,宋代专设口齿兼咽喉科,元代又将口齿与咽喉独立分科,体现了对于五官内部分科的细化。宋金元时期的不少医书中也有对于耳鼻喉病症的丰富记载,比如《儒门事亲》对乳蛾病的记述与分析,刘完素对鼻部症状特点的详细记述等。此时耳鼻喉病症治疗的技术也有很大的发展,出现了多样的手术方法,还有用于耳鼻喉病治疗的奇妙器具,如《梦溪笔谈》记载"颡叫子"放入喉咙中可以帮助人发声,类似于后世的人工喉的器具。明清时期的耳鼻喉科注重局部病证与全身辨证论治相结合的方法,且由于此时曾先后多次爆发烂喉痧、白喉等疫病,对咽喉病研究的医生数量不断增加,清代的咽喉科则作为独立的科别存在,取得了较大的发展,出现了《喉科指要》《重楼玉钥》《尤氏喉科秘书》等 40 余种咽喉病专著。

原典选读

《周礼·天官·冢宰》

医师掌医之政令,聚毒药以共医事。凡邦之有疾病者、疕疡者造焉,则使医分而治之。岁终,则稽其医事,以制其食:十全为上,十失一次之,十失二次之,十失三次之,十失四为下。

食医掌和王之六食、六饮、六膳、百羞、百酱、八珍之齐。凡食齐视春时,羹齐视夏时,酱齐视秋时,饮齐视冬时。凡和,春多酸,夏多苦,秋多辛,冬多咸,调以滑甘。凡会膳食之宜,牛宜稌,羊宜黍,豕宜稷,犬宜粱,雁宜麦,鱼宜苽。凡君子之食恒放焉。

疾医掌养万民之疾病。四时皆有疠疾:春时有痟首疾,夏时有痒疥疾,秋时有疟寒疾,冬时有漱上气疾。以五味、五谷、五药养其病。以五气、五声、五色视其死生。两之以九窍之变,参之以九藏之动。凡民之有疾病者,分而治之。死终,则各书其所以,而入于医师。

疡医掌肿疡、溃疡、金疡、折疡之祝药、劀杀之齐。凡疗疡,以五毒攻之,以五气养之,以五药疗之,以五味节之。凡药,以酸养骨,以辛养筋,以咸养脉,以苦养气,以甘养肉,以滑养窍。凡有疡者,受其药焉。

兽医掌疗兽病,疗兽疡。凡疗兽病,灌而行之,以节之,以动其气,观其所发而养之。凡疗兽疡,灌而劀之,以发其恶,然后药之,养之,食之。凡兽之有病者、有疡者,使疗之。死则计其数,以进退之。

《素问·热论》(节选)

黄帝问曰：今夫热病者，皆伤寒之类也，或愈或死，其死皆以六七日之间，其愈皆以十日以上者，何也？不知其解，愿闻其故。

岐伯对曰：巨阳者，诸阳之属也。其脉连于风府，故为诸阳主气也。人之伤于寒也，则为病热，热虽甚不死，其两感于寒而病者，必不免于死。

帝曰：愿闻其状。

岐伯曰：伤寒一日，巨阳受之，故头项痛，腰脊强。

二日，阳明受之，阳明主肉，其脉侠鼻络于目，故身热，目痛而鼻干，不得卧也。

三日，少阳受之，少阳主胆，其脉循胁络于耳，故胸胁痛而耳聋。三阳经络皆受其病，而未入于脏者，故可汗而已。

四日，太阴受之，太阴脉布胃中，络于嗌，故腹满而嗌干。

五日，少阴受之，少阴脉贯肾络于肺，系舌本，故口燥舌干而渴。

六日，厥阴受之，厥阴脉循阴器而络于肝，故烦满而囊缩。

三阴三阳，五脏六腑皆受病，荣卫不行，五脏不通，则死矣。

其不两感于寒者，七日，巨阳病衰，头痛少愈；八日，阳明病衰，身热少愈；九日，少阳病衰，耳聋微闻；十日，太阴病衰，腹减如故，则思饮食；十一日，少阴病衰，渴止不满，舌干已而嚏；十二日，厥阴病衰，囊纵，少腹微下，大气皆去，病日已矣。

《素问·评热病论》(节选)

黄帝问曰:有病温者,汗出辄复热,而脉躁疾不为汗衰,狂言不能食,病名为何? 岐伯对曰:病名阴阳交,交者死也。

帝曰:愿闻其说。岐伯曰:人所以汗出者,皆生于谷,谷生于精,今邪气交争于骨肉而得汗者,是邪却而精胜也。精胜,则当能食而不复热,复热者邪气也,汗者精气也;今汗出而辄复热者,是邪胜也,不能食者,精无俾也,病而留者,其寿可立而倾也。且夫《热论》曰:汗出而脉尚躁盛者死。今脉不与汗相应,此不胜其病也,其死明矣。狂言者是失志,失志者死。今见三死,不见一生,虽愈必死也。

《外台秘要·消渴方》(节选)

消渴者,原其发动,此则肾虚所致。每发即小便至甜,医者多不知其疾,所以古方论亦阙而不言,今略陈其要:按《洪范》"稼穑作甘"。以物理推之,淋饧醋酒作脯法,须臾即皆能甜也,足明人食之后,滋味皆甜,流在膀胱。若腰肾气盛,则上蒸精气,气则下入骨髓,其次以为脂膏,其次为血肉也。其余别为小便,故小便色黄,血之余也。臊气者,五脏之气。咸润者,则下味也。腰肾既虚冷,则不能蒸于上,谷气则尽下为小便者也,故甘味不变,其色清冷,则肌肤枯槁也。犹如乳母,谷气上泄,皆为乳汁。消渴疾者,下泄为小便,此皆精气不实于内,则便羸瘦也。

又肺为五脏之华盖,若下有暖气蒸即肺润;若下冷极,即阳气不能升,故肺干则热。故《周易》有否卦,乾上坤下,阳阻阴而不降,阴无阳而不升,上下不交,故成否也。……火力者,则为腰肾强盛也,常须暖将息。

《妇人大全良方》陈自明序

世之医者,于妇人一科,有《专治妇人方》,有《产宝方》,治以"专"言,何专攻也,方以"宝"言,爱重之也。盖医之术难,医妇人尤难,医产中数体则又险而难。彼其所谓《专治》者、《产宝》者,非不可用也。纲领散漫而无统,节目谆略而未备。医者尽于简易,不能深求遍览。有才进一方不效,辄束手者;有无方可据,揣摩臆度者;有富贵家鄙药贱,而不服者;有贫乏人惮药贵,而无可得服者;有医之贪利,以贱代贵,失其正方者。古云:看方三年,无病可治;治病三季,无药可疗。又云:世无难治之病,有不善治之医,药无难代之品,有不善代之人,此之谓也。

仆三世学医,家藏医书若干卷。既又遍行东南,所至必尽索方书以观。暇时闭关净室,翻阅涵泳,究极未合,采撷诸家之善,附以家传经验方,秤而成编。始自调经,讫于产后,凡八门,门数十余体,总二百六十余论。论后有药,药不惟其贵贱,惟其效。纲领节目,灿然可观,庶几病者随索随见,随试随愈。

仆于此编,非敢求异昔人也,盖亦补其偏而会其全,聚于散而敛于约,期更无憾云。愚者千虑,必有一得,君子毋以人废言。

时嘉熙元年八月良日建康府明道书院医谕临川陈自明良父序

《颅囟经·病证》(节选)

初生小儿,鹅口撮噤,并是出胎客风着颅脐致有此,可以小艾灸三壮,及烙之,愈。初生小儿,至夜啼者,是有瘀血腹痛,夜乘阴而痛,则啼。初生小儿,一月内乳痢如胶,是母寒气伤胃所致也。初生小儿,一月内乳痢如血,是母胸有滞热所作也。初生小儿,一月内两眼赤者,是在胎之时,母吃炙热面,壅滞气,入胎中,熏儿脑所致也。小儿温热,皆因从气热而抟胃气然,若下之平气,即愈。气虚,则生惊而变痫。小儿惊痫,一从虚邪客气相抟而生,其候当用补养安和,即愈。加以性冷及太过,即死。小儿哕逆吐,皆胃气虚,逆气客于脏气而作,当和胃养气。如至下冷即极。小儿霍乱、吐逆,皆胃气与阴阳气上下交争而作,当用分和补药调养,即愈。余皆死。小儿客忤无辜,皆因客入所触,及暴露星月,小儿嫩弱,所以此候多恶。

《铜人腧穴针灸图经》序

臣闻圣人之有天下也,论病以及国,原诊以知政。王泽不流,则奸生于下,故辨淑慝以制治;真气不荣,则疢动于体,故谨医砭以救民。昔我圣祖之问岐伯也,以为善言天者,必有验于人。天之数十有二,人经络以应之;周天之度,三百六十有五,人气穴以应之。上下有纪,左右有象,督任有会,腧合有数。穷妙于血脉,参变乎阴阳,始命尽书其言,藏于金兰之室。泊雷公请问其道,乃坐明堂以授之,后世之言明堂者以此。由是灸针刺之术备焉,神圣工巧之艺生焉。若越人起死,华佗愈躄,王纂驱邪,秋夫疗鬼,非有神哉,皆此法也。

去圣寖远,其学难精。虽列在经诀,绘之图素,而粉墨易糅,豕亥多讹。丸艾而坏肝,投针而失胃。平民受弊而莫赎,庸医承误而不思。非夫圣人,孰救兹患?洪惟我后,勤哀兆庶,迪帝轩之遗烈,祗文母之慈训,命百工以修政令,敕大医以谨方技。深惟针艾之法,旧列王官之守,人命所系,日用尤急,思革其谬,永济于民。殿中省尚药奉御王惟一素授禁方,尤工厉石,竭心奉诏,精意参神。定偃侧于人形,正分寸于腧募。增古今之救验,刊日相之破漏。总会诸说,勒成三篇。

上又以古经训诂至精,学者封执多失,传心岂如会目,著辞不若案形,复令创铸铜人为式。内分腑臟,旁注溪谷,井荣所会,孔穴所安,窍而达中,刻题于侧。使观者烂然而有第,疑者涣然而冰释。在昔未臻,惟帝时宪,乃命侍臣为之序引,名曰《新铸铜人腧穴针灸图经》。肇颁四方,景式万代,将使多瘠咸诏,巨刺靡差。案说蠲痾,若对谈于涪水;披图洞视,如旧饮于上池。保我黎烝,介乎寿考。昔夏后叙六极以辨疾,帝炎问百药以惠人,固当让德今辰,归功圣域者矣。

时天圣四年岁次析木秋八月丙申谨上

《针灸大成·头不可多灸策》(节选)

尝谓穴之在人身也,有不一之名;而灸之在吾人也,有至一之会。盖不知其名,则昏谬无措,无以得其周身之理;不观其会,则散漫靡要,何以达其贯通之原。故名也者,所以尽乎周身之穴也,固不失之太繁;会也者,所以贯乎周身之穴也,亦不失之太简。人而知乎此焉,则执简可以御繁,观会可以得要,而按经治疾之余,尚何疾之有不愈,而不足以仁寿斯民也哉。

《审视瑶函》凡例（节选）

　　五轮八廓，各分攸司，象形取义，腑脏部署，棋分星布，间不容发。俗仅得其皮毛，兹尽搜其精奥，按经辨症，补泻得宜，先巡轮廓之变，随察受病之源，主客逆顺，毫厘千里。

　　治法分门，迥若云泥，阴阳变换，具有权衡。不察司天，无以辨六气五运之极；不验经络，无以审内外三因之候；不参奇经，无以证七情六淫之气。虎诀虽存，鹘眸难别，是函翼经宣化，循法审因，取《原机启微》为鹄，辅以诸家鸿论，证验天行，赞理时气，纲领条目，珠联绣错，庶迎刃以解，入彀而中尔。

　　用药寒热，犹用兵虚实，确有主见，非空拳射覆，隔靴搔痒者比也。灼其受病于某经，主症于某络，病因于某部，感触于某候，宜温宜凉，内外表里，一以贯之。若不揣其本而治其末，宜热而反以寒沃之，宜寒而反以热炽之，刀圭逆施，攻砭倒置，鲜不旋踵而滋之殃者，可不慎哉！

　　古人治目，凡药力迟缓，不能急速取效者，则用针刺以济其急。然医者必须熟明经络，症的穴真，无不应手取效。但今人去古已远，一闻针灸，心怀怯惧，是以医心懈怠，鲜工于此耳。孰知其取效敏捷，立起沉疴，善用之者，靡不有验。其治疾也，岂曰小补云尔哉！

上工治未病　颐养寿天年
——历代中医养生介绍

传统中医学不仅对疾病的诊断、治疗有自己相对完整、独特的体系,而且非常重视对疾病的预防和早期治疗,非常重视对身体的养护保健,古人称之为"养生""摄生""治未病"。历代以来的医学人物,如葛洪、陶弘景、孙思邈、刘完素等等,都是善于养生的医学名家,众多古代医生享年80岁以上者不在少数。至于养生的理论、方法,真可谓丰富多彩,食物、药物、生活方式、居处环境,呼吸吐纳、导引按摩、针灸拔罐,文化修养、思想观念,经过古人的亲身实践,及睿智思考之后的归纳总结,都与养生保健关联在一起,给今人提供了太多的宝贵经验。

先秦至汉唐时期的中医养生

养生,又称摄生、道生等。中医学中的养生,是人们在和影响自身健康的因素作斗争的漫长历史岁月中,总结出的用于预防疾病、保健延年的宝贵经验。这些经验经过系统的论述、总结和实践的反复验证,逐渐形成系统的思想和方法,对人们的生活与健康产生积极的影响。作为中医学中一个重要的组成部分,养生学跟随历史发展的脚步日趋系统与完善,养生观的变更与进化让我们透过悠久的历史岁月看见不同历史时期人们对于生命与健康的认知与关注程度。

一、先秦时期的养生

先秦时期,人们对于养生的认识主要散见于此时的史料文献中,并没有形成专章和系统的论述。由于没有文字作为记录载体，人们在殷商以前的上古时期对养生有怎样的认识我们无从了解，从现有文献来看，"养生"一词应是最早明确出现在《庄子》的内篇中，但这并不代表在庄子之前，人们对于养生全无认识。

从《史记·扁鹊仓公列传》来看，早在黄帝时期就已经有名医俞跗擅长导引、按摩之术，这实际就是一种动态养生的方法。而从很多文献记载来看，比如《庄子》和汉代刘向的《列仙传》等都记述了曾经有彭祖精通保养之术，活至八百余岁这样的传说。这些都反映出上古时期人们对于保健、养生已经有了非常朴素的认识。如《周易》所说："动而顺行，是以出入无疾。"又说："无妄，刚自外来而主于内，动而健，刚中而应，大亨以正，天之命也。"是将非常朴素的养生的"动"的思想蕴于古老而朴素的哲理中，反映出人们对于事物乃至天体要"不妄动"，但是"动而健"的认识，指出了事物要遵循自然规律去动，但是不能妄动，才能向刚健发展的本质。事实上，《周易》这部古老的哲学书籍蕴含着人们对于事物本源最朴素且智慧的认识，概括了事物发展演变的基本规律，是中国古代医学基本理论的发展源头，诸如中医学中的"整体观""养生观""阴阳平衡观"等很多思想都可溯源于此，可见早在这一时代，人们对养生已经有了一定的关注与认识。

春秋战国时代的养生观主要散见于诸子散文中，以道家与儒家两派论述为多，老庄与孔孟成为此时养生思想的主要论说群体。《老子》中虽然没有明确提出"养生"，但已有"摄生""长生"等词出现，反映出从上古到老子时代，人们对于养生的认识已经逐渐清晰。老子所论述的养生主要通过他提出的"道法自然""返璞归真""清静无为""少私寡欲"等思想来实现，强调人们对于内心清静无物的修为，体现了对自然、朴实、简单生活的推崇。庄子承老子而来,在养生方面继承了老子的"道法自然"观点,又有所升华,强调了内心澄净与自由对养生的作用。在《庄子》中有多篇提到对于精神、内心、气息、形体的修炼,提出了诸如"心斋""呼吸吐纳""导引"等概念,为后来的道家养生提供了基础方法。而其所作《养生主》一篇,有大段关于养生理论的描述与论说,反映出庄子对于养生的认识与追求。

至于儒家学派所论及的养生,则主要从注重人格修养说起,强调通过人格精神的培养与提升实现养生的愿望。比如孔子所言"己所不欲,勿施于人"、"仁者寿"、"大德必寿"、"少之时,血气未定,戒之在色"等,都是从伦理道德层面规范人们修身养性。与此同时,他也强调礼乐对于人修养的提升与教化作用,希望人们通过人格的完善达到养生的目的。至孟子,既有承孔子所愿而来的养生论说,又有自己对于养生的独到见解。比如他说,"吾善养吾浩然之气",即是在注重修养人格品德的同时,强调大丈夫对于襟怀坦荡之心胸的培养,以实现修身养性的目的。

此外,如《吕氏春秋》等先秦典籍也有反映人们对于养生基本认识的语句出现,比如《先己篇》中所说:"凡事之本,必先治身,啬其大宝。用其新,弃其陈,腠理遂通。精气日新,邪气尽去,及其天年。"即是强调精神的修为与身体新陈代谢的调节可以融为一体,实现邪气尽去,以期益寿延年的养生愿望。《本生》一篇更以大段的内容论述诸多对人体有害的不宜于养生长寿的生活方式,可见,时至战国末期的秦国,人们对于养生的认识已经逐渐清晰、深入,此时的养生观虽然仍然零散而缺乏系统性,但已经有了继承性与发展性,养生思想正朝向日趋丰富、具体、深入发展迈进。

二、秦汉时期的养生学

秦汉时期是中国古代养生学的奠基阶段。进入秦汉,文献中对于养生进行探讨的文字明显增多,甚至出现大篇幅乃至专篇的论述,体现出人们对于养生日渐清晰的认识与重视。从《汉书·艺文志》所录来看,其中房中与神仙家应都属于养生学的范畴,但所惜其中所录如《老子禁食经》《神农食忌》《扁鹊食禁》等文献多已亡佚。目前所见能代表此时养生发展水平的著作之一是托名黄帝所作的《黄帝内经》,其中记述有丰富的养生、防病内容,是中医养生学的奠基之作,对中国古代医学的养生学发展起到承前启后的作用。如《素问·四气调神大论》:"是故圣人不治已病治未病,不治已乱治未乱,此之谓也。夫病已成而后药之,乱已成而后治之,譬犹渴而穿井,斗而铸锥,不亦晚乎!"体现了防患于未然的养生、保健思想。此篇还说,"故阴阳四时者,万物之终始也,死生之本也。逆之则灾害生,从之则苛疾不起","所以圣人春夏养阳,秋冬养阴,以从其根,故与万物沉浮于生长之门。逆其根,则伐其本,坏其真矣"。《素问·上古天真论》说,"和于阴阳,调于四时","处天地之和,从八风之理","上古之人,其知道者,法于阴阳,和于术数,食饮有节,起居有常,不妄作劳,故能形与神俱,而尽终其天年,度百岁乃去"。这些论述显示了"天人合一"、顺从自然规律的养生观,并且提醒人们,饮食、劳作、生活起居要有节、有度。《素问·上古天真论》:"嗜欲不能劳其目,淫邪不能惑其心,愚智贤不肖不惧于物。"又说要"恬淡虚无"、"精神内守"、"志闲而少欲,心安而不惧","外不劳形于事,内无思想之患"。提示人们要做到不为外物所扰动,保持清心寡欲、恬静平和的心态。《素问·上古天真论》:"今时之人不然也,以酒为浆,以妄为常,醉以入房,以欲竭其精,以耗散其真,不知持满,不时御神,务快其心,逆于生乐,起居无节,故半百而衰也。"《素问·举痛论》:"百病生于气也,怒则气上,喜则气缓,悲则气消,恐则气下,寒则气收,炅则气泄,惊则气乱,劳则气耗,思(或作"忧")则气结。"《素问·宣明五气篇》:"久视伤血,久卧伤气,久坐伤肉,久立伤骨,久行伤筋"。"大饱伤脾,大怒气逆伤肝,强力举重、久坐湿地伤肾,形寒、饮冷伤肺,忧愁思虑伤心,风雨寒暑伤形,大恐惧不解伤志。"从反面提示了不利于养生的不良做法。

除此而外,西汉刘安所著《淮南子》、董仲舒所著《春秋繁露》也有关于养生的论说。如《淮南子》明确提出了"精气为人"的论题,指出:"医者,常治无病之病,故无病。"实际是古代医学"治未病"思想的生发,强调重视日常精神和身体的修养与保健,董仲舒承此而来,提出了"积精"、"爱气"、"静神"的养生方法,使古代医学养生方法日益明朗化。但这些有关于养生的零散论述都并非出自医家之手,两汉时期对养生有着明确认识并从专业化角度予以讨论的医家是被后世敬仰的张仲景和华佗。被后世尊称为"医圣"的张仲景,既是名医,又曾出任长沙太守。他以对社会、人民高度的责任心和使命感,在《伤寒杂病论》中强烈呼吁人们要留心医药,重视日常的养生、保健。所谓:"上以疗君亲之疾,下以救贫贱之厄,中以保身长全,以养其生。"在养生方面,他指出"若人能养慎,不令邪风干忤经络","四肢才觉重滞,即导引、吐纳、针灸、膏摩,勿令九窍闭塞",以达到"五脏元真通畅,人即安和"的目的。其所著《伤寒杂病论》中记载的当归生姜羊肉汤等名方更是开创中国药膳先河。而东汉末年的华佗,既是一位临床各科医术都很精湛的名医,又深谙养生保健之理法。据《三国志》载,他"晓养性之术,时人以为年且百岁,而貌有壮容"。在养生保健方面指出"人体欲得劳动,但不当使极尔。

动摇则谷气得消,血脉流通,病不得生,譬犹户枢不朽是也"。"是以古之仙者为导引之事,熊颈鸱顾,引挽腰体,动诸关节,以求难老"。他创制了"五禽戏",由其弟子吴普传承下来,至今流传不衰,而吴普自己和华佗的另一位弟子樊阿都是享有高寿的善于养生者。

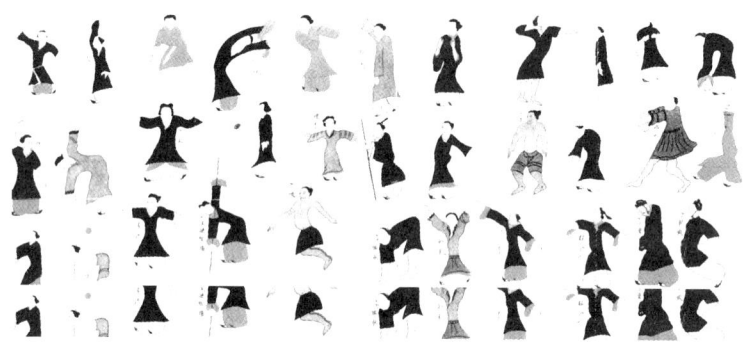

导引图

三、魏晋到隋唐时期的养生学发展

秦汉以后,养生学的内容较多地集中在中医学和道家、道教的书籍之中,在儒家和佛教书籍中也能看到。因文化背景相同、思想观点相近的缘故,传统中医学与道家、道教的文化血脉显得更为近缘,而其近缘的交点则更多地显示在养生方面。道家和道教的养生与传统中医学的养生既互为滋生又互相补充,在中国传统养生学方面占居主导位置;再加上儒家的道德、人格修养,佛教的心性修炼,以及后来融汇儒、道、佛三家思想精华的理学思想——在这样丰厚的文化土壤中,就滋生出了数量众多、卓有成就的养生名家。

东晋时期的葛洪,既是道士、炼丹家,又是名医,著有《抱朴子》内外篇、《神仙传》及医学著作《肘后方》等,他在古代文化思想体系上既尊崇道家,又兼收儒家、法家、墨家等思想,在养生方面强调"欲求仙者,要当以忠孝、和顺、仁信为本。若德行不修,而但务方术,皆不得长生也"。"必欲积善立功,慈心于物,恕己及人,仁逮昆虫,乐人之吉,愍人之苦,赒人之急,救人之穷,手不伤生,口不劝祸,见人之得,如己之得,见人之失,如己之失,不自贵,不自誉,不嫉妒胜己,不佞谄阴贼,如此乃为有德,受福于天,所作必成,求仙可冀也。"其《抱朴子》内篇以论修仙、炼丹为主,外篇以论修身、治世为主,他在养生方面的思想观点及相关著述对后世的养生理论和实践都有较大影响。南梁时期被称为"山中宰相"的陶弘景,既是道教名士,又是著名的医药学家,著有道教著作《集金丹黄白方》《真诰》《真灵位业图》等,医药著作《本草经集注》《陶氏效验方》《补阙肘后百一方》《陶隐居本草》《药总诀》等,而其养生著作《养性延命录》《服气导引》等对后世养生也有较大影响。隋、唐时期的孙思邈,是一位医德崇高、医术精湛的医药名家,他自身修养极深,精通医药针灸,又旁通儒家、道家、道教、佛典以及诸子百家的思想学说,所著《千金要方》《千金翼方》等书,在极为丰富的医理、医疗内容之外,更有"大医精诚""道林养性"等道德修养的论述,记述了饮食养生、药物养生、运动养生、情志养生等养生保健方面的具体内容,至于他个人也享寿一百多岁。

可以说,魏晋到隋唐是中医养生学发展的重要时期,关于养生思想和方法的论述在前人基础上有了进一步的发展,记述养生的文献日益增多,中医养生理论也在众多养生名家的手中初步形成,至唐代而在内容上日渐丰富,体系逐步完善,养生学整体取得了长足的发展。

宋金元时期的中医养生

一、宋代养生思想的发展

时至宋代,越来越多的人意识到养生的重要性,并参与到养生的实践与研究中,这使得中医养生在宋代进入了一个空前发展的历史阶段,这种发展不但体现为出现了众多养生名家,还表现为养生理论得到了系统化的论述、出现了关于养生的诸多专著。

从道教养生来看,此时已逐步完成由"外丹"到"内丹"的过渡与研究。在道教养生中,比较有代表性的是宋初著名的道教学者陈抟,他曾被宋太宗赐号为"希夷先生",继承了汉代以来的《周易》象数学统系,并把黄老的清静无为思想、道教的修炼方术和儒家的道德、人格修养、佛教的禅观等综合融会在一起,对宋代理学的产生有很大影响,可以认为是宋代理学的先驱。他创绘出"无极图""太极图""先天方圆图""八卦生变图"等一系列《易》图,并著有《易龙图序》《太极阴阳说》等书,之后才出现了周敦颐的《太极图说》、张载的《太和论》等。此人深得修身养性理法,有《指玄篇》《观空篇》《胎息诀》《阴真君还丹歌注》等书,论导引、还丹等内容,如果依据后世道教徒中流传的说法,他生于唐懿宗咸通十二年(871),仙逝于宋太宗端拱二年(989),享年118岁,后世有"陈抟老祖""睡仙"等称号。

除却道家、医家之外,宋代还有很多社会群体热衷养生之道,对中医养生学的发展起到了积极的推动作用。比如,宋代的帝王群体就是推动宋代养生学发展的一支不可忽视的力量。由于他们笃好养生，重视医学，在政令上就会对医学、养生有所侧重与扶持。比如宋太宗时期诏令李昉主持编撰《太平御览》，命王怀隐等人编撰《太平圣惠方》，这两部典籍都记述了非常丰富的养生资料，为养生学的进一步发展提供了资料上的便利。后来的宋真宗也崇尚养生之道，他不仅将赵自化所撰《四时养颐录》更名为《调膳摄生图》，以该书推动了中医药膳的发展，还亲自将唐代《四时摄生论》和宋代《集验方》两部养生著作颁布天下，提高了养生学的地位。徽宗时，他下令编撰的《圣济经》对于养生学发展起到了至关重要的作用，至此，宋代养生研究发展到了高潮阶段。在这种社会风尚的影响下，很多文人也进入了养生研究的行列，他们不但对养生身体力行，还能把自己的心得方法进行记述阐发，形诸文字，颇多见解，对古代养生学的发展产生了积极影响。比如苏轼、沈括、陆游、朱熹等著名文士都以亲身实践推动了养生学的研究与发展。

苏轼是北宋著名的文学家与政治家，他一生坎坷，却心胸豁达，在遭逢每一次人生逆境时都能以从容的心态面对，并著辞豪放，深为后世所钦佩敬仰。这种旷达从容的人生态度固然一方面与个人性格有关，另一方面也有赖于他对修身养性的重视、对于养生学的重视。作为入世的文人，他深谙儒家的"达则兼济天下"之道，但作为遭遇人生困境的失意文人，释家及道家思想成为他"穷则独善其身"的精神出口。特别是老庄思想中关于养生的内容，为苏轼修养性情提供了很大的帮助。据文献记载，他时常和友人探讨养生之道，并对气功颇有体会，喜导引、调息之术。他喜欢亲近自然，用自然来净化心灵，戒躁戒郁。有人问他有什么养生秘诀，苏轼挥笔写下四句游戏诗，作为指引人们养生长寿的方法：早寝以当贵,无事以当富,安步以当车,晚食以当肉。表现了作者从容平和的心态与非常简朴的养生观。他将自己对于养生的心得体会和见解载录于所著《苏学士方》中,其中关于导引、叩齿、咽津、调息等养生方法的记述对后来陆游、朱熹等人的养生观产生了一定影响。《苏学士方》经后人汇编整理与沈括所著《良方》合而为一部,名曰《苏沈良方》,对后来的中医养生、医学发展起到一定的借鉴作用。而作为享寿85岁的寿星诗翁,陆游的养生秘诀主要是通过读书来修身养性,规律作息、多运动、经常调息、研习医理。从其所存诗稿来看,陆游有很多非常良好的生活习惯,这些都是让他得以延年益寿的法宝。比如他说"八十身犹健,生涯学灌园","不如且消摇,出门随意行"。可见陆游喜欢散步,并且年已八十仍以浇园种菜为乐,这就是通过运动达到养生的目的。并且他坚持每天揉腹、洗脚,如他所说"朝晡两摩腹","洗脚上床真一快,稚子渐长烧鲜汤"。按摩腹部不但利于消化,而且促进血液循环,防止便秘;脚是人体的第二心脏,按摩足底可舒筋活血,促进新陈代谢,睡前温水洗脚有利于睡眠,增强脏腑功能,这些都完全符合中医学的养生之道。此外,陆游还爱好气功,勤于练习,所谓:"学道知专气,尊生得忘形,精神生尺宅,虚白集中局。"又:"闭户未须学坚坐,不知更败几蒲团。"通过长期练习气功,陆游发现自己身轻体健、精神渐长,也就是在这种坚持性锻炼中,陆游"眼明可数远山叠,足健直穷流水源",甚至"已迫九龄身愈健,熟观万卷眼犹明"。这些都是笃信并坚持养生给陆游带来的益处,可见当时人们对养生的了解已日趋丰富、全面,且文士对于养生学的钻研与热衷景况,已达高潮。朱熹对于养生的主要贡献在于,作为理学大家,他对理和气的强调使理学逐渐渗透入医学领域,比如其提出的"居静""持敬"说,使动静相济、以静为本的心性修持原则被引入医学养生的范畴,为后来的金元医家对养生的研习提供了又一理论视角。

二、金、元时期的养生

金元时期的养生承宋代而来,又表现有新的发展。此时以金元四大家为代表,一方面从发病学角度探求养生规律,一方面从老年生理特征入手研习养生延年的方法。在道家养生来看,丘处机是此时养生学的代表人物,他的养生思想对后来养生学有一定影响。

作为金元四大家,刘完素、张从正、李杲、朱震亨四人不但有很高的医学造诣,养生方面也各有所长。刘完素主要以《黄帝内经》所论养生之法为宗旨,注重顺应四时与自然养生,提倡食养,用农畜与蔬菜瓜果为食养的主要手段,不主张单纯依靠药石。张从正则认为人体的健康无病以血气流通为贵,养生要从保持气血通畅、阴阳平和入手,所谓"贵流不贵滞""贵平不贵强",反对滥用补法,也以食补为尚。从发病学角度来看,李杲认为:"脾胃之气既伤,而元气亦不能充,而诸病之所由生也。"所以他强调省言、惜气,认为养生的关键在于保护脾胃,并提出淡泊名利、远欲的养生观念。朱震亨则与他们不同,更强调阴精对于人体的重要作用,所以更强调无论是治病还是养生都应以滋补肾阴为关键。他年轻时熟读儒家的四书、五经,后来又研习理学,所以其医学理论是融理学内容、太极理论与中医学的理论于一体而又互相启发的独特体系。通过对天地之阴阳与人体阴阳道理的精参妙悟,朱震亨在人的生理、病理方面提出"阳常有余,阴常不足"的医学见解,然后以这种理论观点指导医疗和养生,所著《格致余论》一书,内有"饮食箴""色欲箴""茹淡论""房中补益论""养老论"等,论述饮食、色欲等方面以及老年人的养生要点、注意事项等,还对心性修炼、情志调节等心态养生方面的问题有精辟论述。

丘处机(1148—1227),字通密,号长春子,金末元初道教宗师。他精于道术又通晓医理,诗词风格洒脱而格调高远,生平受到元太祖成吉思汗的多次召见与封诰,由此扩大了他所在的全真道的影响。乾隆皇帝曾评价他:"万古长生,不用餐霞求秘诀;一言止杀,始知济世有奇功。"足见其养生思想对后世的深远影响。他认为"人以饮食为本,其清者为精气……气全则生,气亡则死,气盛则壮,气衰则老"。"人以气为主,逐物动念则元气散"。所以"在世之间,切宜减声色,省嗜欲"。可见,节制欲念是丘处机养生观中一个主要的内容。除此而外,他还强调对自然的亲近,主张用自然环境培养人们好的生活情趣,从而提高养生的境界。所谓"一径桃花春水急,弯环流出洞天心"。他所欣赏的是活泼的自然景观,崇尚的是安之若素、宠辱不惊的心境,这种虚静恬淡与自然无为的心绪正是道家所追求的虚静、澄明的审美意境。如他所说:"长河耿耿夜深深,寂寞寒窗万虑沉。天下是非俱不到,安闲一片道人心。"淡然与旷达的心态之下,精神与天地融为一体,有这样的心胸和追求,思考过程的本身就是在对养生进行一种自觉的完善。

宋金元时期的养生学不但得到了空前的发展,而且出现了养生思想的争鸣。此时不仅有文人群体、帝王群体加入到养生学的修习行列,出现了众多的养生名家,还涌现出诸多养生学专著。比如蒲虔贯的《保生要录》、陈直的《养老奉亲书》、元代邹铉续补的《寿亲养老新书》、王珪的《泰定养生主》、汪汝懋的《山居四要》等。由此可见,宋金元时代的养生学具有了更丰富的内容、更系统的论述,养生学在这一历史时期得到了更广泛的认识与重视。

明清时期的中医养生

一、明代的中医养生

明代的中医养生得到了飞速的发展,人们对养生保健日趋重视,出现了很多注重养生的医家和养生专著,养生文化得到快速传播。

明代伟大的医药学家李时珍,在自己医疗、采药、制药、用药的实践基础上,参阅各种书籍800多种,历时27年,写成了内容极为丰富的药物学巨著《本草纲目》,其中所记载的内容,虽然以药物学为主体,而实际上几乎涉及古代自然科学的各个方面以及人文文化的许多内容。此书对养生方面的贡献,表现为对书中记载的很多药物,如人参、黄芪、何首乌、灵芝、黄精、菊花、枸杞、苍术等,在详述其治病功效的同时,也记载了这些药物在强身健体、延年益寿方面的作用,另外对前代文献中有关养生方面的一些夸大、不实之辞也提出了批评和质疑。

从养生学术理论方面来看,张景岳的《治形论》论述了"养形"在养生中的重要性,一反由来已久的以"养神"为主的养生论,辩证地阐述了形体与生命、形与神的内在联系性,把形放在生命与神的基础地位,提出了非常新颖、独特的养生见解,并言之有据,体现了此时人们对于养生的多元探讨及关注。

《修龄要旨》为冷谦所著,大概成书在正统七年(1442)。他是元末明初的著名养生家,博学多才,善诗文,精音律,通医理,相传曾入道士籍,精通导引之术,养生有度,鹤发童颜,享寿140岁。关于他的养生思想则主要保存在所著《修龄要旨》中。该书记述了四时调摄、起居调摄、延年长生的方法，并有十六段锦、八段锦等导引法以及导引却病法。形式上多以歌诀作为介绍养生、气功之法的记述载体，读来朗朗上口，易于记诵比如长生十六字诀"一吸便提，气气归脐，一提便咽，水火相见"等，便于学习者领会运用。

万全是明代著名的医学家、养生学家，他一生著述丰富，以《养生四要》对养生记述最为全面。该书刊印于嘉靖二十八年（1549），比较全面的载录了医家、道家及儒家对于养生的论述，并将本人验方录于其中，主要从寡欲、慎动、法时、却疾四个方面记述养生之道及具体方法。所谓寡欲，即指节制房事和饮食有度。慎动，就是指对于情性的保养，要对喜怒忧思有所控制从而保全精神。法时，是说遵从四时规律，根据季节特点调整作息与生活，比如春温夏热，秋凉冬寒，如果不根据季节特点加减衣物就会使正气受损，邪气入侵，影响健康，所以作者强调根据时节变化养生。却疾，指的是药剂养生，在此，作者提示人们要注重"上药"对于精神养炼的作用，要懂得用"中药"维持形体养生，而不要等到生病的时候再去寻找"下药"，因为"下药"是用有毒性作用的药物制成的药剂，以攻邪之法使患病之人得到康复。

此外，还有一些以养生保健为主要内容的养生学专著，如高濂的《遵生八笺》、题为尹真人弟子所撰的《性命圭旨》、吴正伦的《养生类要》、陈继儒的《养生肤语》等都为明代养生学的发展作出了贡献，使传统养生学的内容丰富多彩。

二、清代的养生

中国古代的养生学发展到清代，已经有了比较全面的内容和相对完整的体系。此时的养生学在内容上一个明显的发展是出现了关于老年养生的著作,体现了人们对于老年保健养生的关注。比如尤乘的《寿世青编》、曹庭栋的《老老恒言》、汪昂的《勿药之诠》、王世雄的《随息居饮食谱》等,其中以《寿世青编》与《老老恒言》最具代表性。

《寿世青编》约成书于康熙六年(1667),作者尤乘,早年醉心儒学,后入医道,对养生之道颇多见解。在《寿世青编》中,作者主要从饮食起居、四时调摄、五脏调养、病后食疗等多个方面论述养生之法,对老庄、孙思邈等人的养生思想颇多阐发,提出清心寡欲、修身养性是延年和却病的良方。特别是书中载录的"十二段动功"、"小周天法",在民间流传广泛。《老老恒言》由曹庭栋于乾隆三十八年(1773)撰成,为老年养生专著。在这本书中,作者广泛采集医学典籍及经、史、子、集等有关养生的论述,并结合自己养生经验,从安寝、晨兴、饮食、散步、夜坐、导引等34项对老年日常养生的方法进行了详细阐述。所谓"老老"即"老吾老",有养老、推己及人的安老之意,作者在这部书中的基本观点是提示老年养生要心神平和、起居有度、注意寒暖、节制饮食、注重调和脾胃,培养良好的兴趣爱好,并将所编制的一百种粥谱收录其中,可谓论述全面,构思又不乏新颖独特,对后世养生影响深远。

乾隆是"康乾盛世"的缔造者,也因善于养生而名垂于医学史册。他以89岁的高龄成为我国历史上最长寿的帝王,在养生方面,他结合自身经验总结出养生四诀。即:吐纳肺腑、活动筋骨、十常四勿、适时进补。所谓十常指的是:齿常叩、津常咽、耳常弹、鼻常揉、睛常运、面常搓、足常摩、腹常抟、肢常伸、肛常提。四勿指的是:食勿言,卧勿语,饮勿醉,色勿迷。这套养生口诀的运用使乾隆年近九十尚能思路清晰,他自号"十全老人",被后人称为"古稀天子",可见他所使用的养生方法深合医道,具有很强的操作性与说服力。据载,康乾盛世曾几次举办"千叟宴",而以乾隆五十年举办的"千叟宴"场面最为宏大,当时乾隆皇帝75岁高龄,而在座千余老人中最高龄者已有141岁,这也从一个侧面反映出清代盛世对老人的尊重与关注以及当时社会上人们的养生保健意识已得到强化并具有普遍性。

此外,颜元所提倡的体育养生、郑官应所著的《中外卫生要旨》以及曾国藩的养生经验都是清代养生学的组成部分,特别是《中外卫生要旨》除了对中国古代的传统养生有所论述和阐发之外,还对国外的强身健体之法予以介绍,促进了我国养生思想的发展。清代的这些养生学书籍在继承、总结、整理前代养生理论和方法的同时又有所充实和发展,使中国传统养生学日趋丰富、完善。

经过岁月的打磨,人们对于健康的关注也日渐加深,养生观随着历史的推衍日益丰富、系统。经过历代人们的不懈努力,日渐成熟的养生学为人们的日常生活和生命健康起到不可忽视的积极作用,这些不断完善的养生思想不但对中医养生文化起到了丰富和发展的作用,还为中华民族的繁衍生息作出了不可磨灭的历史贡献。

原典选读

《素问·上古天真论》（节选）

（黄帝）问于天师曰：余闻上古之人，春秋皆度百岁，而动作不衰；今时之人，年半百而动作皆衰者。时世异耶，人将失之耶？

岐伯对曰：上古之人，其知道者，法于阴阳，和于术数，食饮有节，起居有常，不妄作劳，故能形与神俱，而尽终其天年，度百岁乃去。

今时之人不然也，以酒为浆，以妄为常，醉以入房，以欲竭其精，以耗散其真，不知持满，不时御神，务快其心，逆于生乐，起居无节，故半百而衰也。

黄帝曰：余闻上古有真人者，提挈天地，把握阴阳，呼吸精气，独立守神，肌肉若一，故能寿敝天地，无有终时，此其道生。

其次有圣人者，处天地之和，从八风之理，适嗜欲于世俗之间，无恚嗔之心，行不欲离于世，被服章，举不欲观于俗，外不劳形于事，内无思想之患，以恬愉为务，以自得为功，形体不敝，精神不散，亦可以百数。

《素问·四气调神大论》（节选）

春三月，此为发陈。天地俱生，万物以荣，夜卧早起，广步于庭，被发缓形，以使志生，生而勿杀，予而勿夺，赏而勿罚，此春气之应，养生之道也。

夫四时阴阳者,万物之根本也。所以圣人春夏养阳,秋冬养阴,以从其根,故与万物沉浮于生长之门。逆其根,则伐其本,坏其真矣。故阴阳四时者,万物之终始也,生死之本也,逆之则灾害生,从之则苛疾不起,是谓得道。……是故圣人不治已病,治未病,不治已乱治未乱,此之谓也。夫病已成而后药之,乱已成而后治之,譬犹渴而穿井,斗而铸锥,不亦晚乎!

《吕氏春秋·本生》(节选)

始生之者,天也;养成之者,人也。能养天之所生而勿撄之,谓天子。

夫水之性清,土者抇之,故不得清;人之性寿,物者抇之,故不得寿。物也者,所以养性也,非所以性养也。

今有声于此,耳听之必慊,已听之则使人聋,必弗听;有色于此,目视之必慊,已视之则使人盲,必弗视;有味于此,口食之必慊,已食之则使人瘖,必弗食。是故圣人之于声色滋味也,利于性则取之,害于性则舍之,此全性之道也。

贵富而不知道,适足以为患……出则以车,入则以辇,务以自佚,命之曰招蹷之机;肥肉厚酒,务以自强,命之曰烂肠之食;靡曼皓齿,郑、卫之音,务以自乐,命之曰伐性之斧。

《寿亲养老新书·饮食调治》(节选)

主身者神,养气者精,益精者气,资气者食。食者,生民之天,活人之本也。故饮食进则谷气充,谷气充则气血盛,气血盛则筋力强。故脾胃者,五脏之宗也。四脏之气,皆禀于脾。故四时皆以胃气为本。《生气通天论》云:"气味辛甘发散为阳,酸苦涌泄为阴。"是以一身之中,阴阳运用,五行相生,莫不由于饮食也。若少年之人,真元气壮,或失于饥饱,食于生冷,以根本强盛,未易为患。其高年之人,真气耗竭,五脏衰弱,全仰饮食以资气血,若生冷无节,饥饱失宜,调停无度,动成疾患。

老人之食,大抵宜其温热熟软,忌其粘硬生冷。每日晨朝,宜以醇酒先进平补下元药一服,女人则平补血海药一服。……至辰时,服人参平胃散一服,然后次第以顺四时软熟饮食进之。食后引行一二百步,令运动消散。临卧时,进化痰利膈人参半夏丸一服。尊年之人,不可顿饱,但频频与食,使脾胃易化,谷气长存。若顿令饱食,则多伤满。缘衰老人肠胃虚薄,不能消纳,故成疾患。为人子者,深宜体悉,此养老人之大要也。日止可进前药三服,不可多饵。如无疾患,亦不须服药。但只调停饮食,自然无恙矣。

《寿亲养老新书·夏时摄养》(节选)

盛夏之月,最难治摄,阴气内伏,暑毒外蒸,纵意当风,任性食冷,故人多暴泄之患。惟是老人,尤宜保护。若檐下过道,穿隙破窗,皆不可纳凉,此为贼风,中人暴毒。宜居虚堂净室,水次木阴,洁净之处,自有清凉。

渴宜饮粟米温饮,豆蔻熟水,生冷肥腻尤宜减之。缘老人气弱,当夏之时,纳阴在内,以阴弱之腹,当冷肥之物,则多成滑泄。一伤正气,卒难补复,切宜慎之。若须要食瓜果之类,量虚实少为进之。缘老人思食之物,若有违阻,意便不乐。但随意与之，才食之际，以方便之言解之，往往知味便休。不逆其意，自无所损。

《寿世青编·孙真人卫生歌》(节选)

心若太费费则竭，形若太劳劳则歇。
神若太伤伤则虚，气若太损损则绝。
世人欲知卫生道，喜乐有常嗔怒少。
心诚意正思虑除，顺理修身去烦恼。

春嘘明目木扶肝，夏至呵心火自闲。
秋呬定收金肺润，冬吹肾水得平安。
三焦嘻却除烦热，四季常呼脾化餐。
切忌出声闻口耳，其功尤胜保神丹。

太饱伤神饥伤胃，太渴伤血并伤气。
饥餐渴饮勿太过，免致膨脖伤心肺。
醉后强饮饱强食，未有此生不成疾。
人资饮食以养身，去其甚者自安适。

慎勿将盐去点茶，分明引贼入其家。
下焦虚冷令人瘦，伤肾伤脾防病加。
坐卧切防脑后风，脑内入风人不寿。
更兼醉饱卧风中，风才一入成灾咎。

《寿世青编·孙真人养生铭》

怒甚偏伤气,思多太损神。
神疲心易役,气弱病来侵。
勿使悲欢极,常令饮食均。
再三防夜醉,第一戒晨嗔。
亥寝鸣天鼓,晨兴漱玉津。
妖邪难犯己,精气自全身。
若要无疾病,常当节五辛。
安神宜悦乐,惜气保和纯。
寿夭休论命,修行本在人。
若能遵此理,平地可朝真。

《老老恒言·安寝》

少寐乃老年大患。《内经》谓卫气不得入于阴,常留于阳,则阴气虚,故目不瞑。……《邵子》曰:寤则神栖于目,寐则神栖于心。又曰:神统于心,大抵以清心为切要。然心实最难把捉,必先平居静养,入寝时,将一切营为计虑,举念即除,渐除渐少,渐少渐无,自然可得安眠。

头为诸阳之首。《摄生要论》曰:冬宜冻脑。又曰:卧不覆首。有作睡帽者放空其顶,即冻脑之意。

腹为五脏之总,故腹本喜暖,老人下元虚弱,更宜加意暖之,办兜肚,将蕲艾捶软铺匀,蒙以丝绵,细针密行,勿令散乱成块,夜卧必需,居常亦不可轻脱。

《老老恒言·慎药》

　　老年偶患微疾，加意调停饮食，就食物中之当病者食之。食亦宜少，使腹常空虚，则经络易于转运，元气渐复，微邪自退，乃第一要诀。

　　病有必欲服药者，和平之品甚多，尽可施治。俗见以为气血衰弱，攻与补皆必用人参。愚谓人参不过药中一味耳，非得之则生，弗得则死者，且未必全利而无害，故可已即已。

　　《本草》所载药品，每曰服之延年，服之长生，不过极言其效而已，以身一试可乎？虽扶衰补弱，固药之能事，故有谓治已病，不若治未病。愚谓以方药治未病，不若以起居饮食调摄于未病。

　　术家有延年丹药之方，最易惑人。服之不但无验，必得暴疾。其药大抵锻炼金石，故峻厉弥甚。《列子》曰：禀生受形，既有制之者矣，药石其如汝乎？或有以长生之说问程子，程子曰：譬如一炉火，置之风中则易过，置之密室则难过。故知人但可以久生，而不能长生。老年人惟当谨守烬馀，勿置之风中可耳。